MPR出版物链码使用说明

本书中凡文字下方带有链码图标"═══"的地方，均可通过"泛媒关联"的"扫一扫"功能，扫描链码，获得对应的多媒体内容。您可以通过扫描下方的二维码，下载"泛媒关联"App。

U0330314

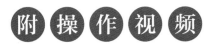

附 操 作 视 频

痉挛治疗

——超声引导下肉毒毒素靶点注射技术

主编 马 超 伍少玲　　副主编 杨海云 郭开华

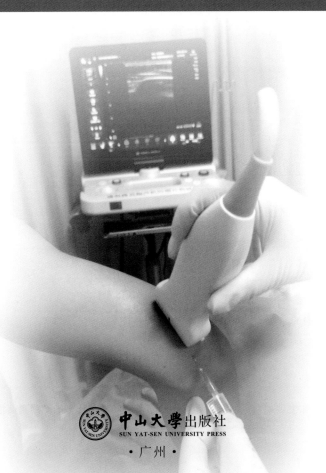

中山大学出版社

·广州·

图书在版编目（CIP）数据

痉挛治疗：超声引导下肉毒毒素靶点注射技术/马超，伍少玲主编．—广州：中山大学出版社，2021.8

ISBN 978 - 7 - 306 - 07231 - 3

Ⅰ. ①痉…　Ⅱ. ①马…　②伍…　Ⅲ. ①痉挛—肉毒毒素—诊疗　Ⅳ. ①R442.6

中国版本图书馆 CIP 数据核字（2021）第 111361 号

JINGLUAN ZHILIAO：CHAOSHENG YINDAO XIA ROUDUDUSU BADIAN ZHUSHE JISHU

出 版 人：王天琪
策划编辑：徐　劲　邓子华
责任编辑：邓子华
封面设计：曾　斌
责任校对：梁嘉璐
责任技编：何雅涛
出版发行：中山大学出版社
电　　话：编辑部 020 - 84110771，84113349，84111997，84110779
　　　　　发行部 020 - 84111998，84111981，84111160
地　　址：广州市新港西路 135 号
邮　　编：510275　传　　真：020 - 84036565
网　　址：http://www.zsup.com.cn　E-mail：zdcbs@mail.sysu.edu.cn
印 刷 者：广州市友盛彩印有限公司
规　　格：787mm×1092mm　1/16　12 印张　305 千字
版次印次：2021 年 8 月第 1 版　2021 年 8 月第 1 次印刷
定　　价：68.00 元

本书编委会

主　编：马　超　伍少玲
副主编：杨海云　郭开华
编　者：（以姓氏笔画为序）

马　超（中山大学孙逸仙纪念医院康复科）

伍少玲（中山大学孙逸仙纪念医院康复科）

刘翠翠（中山大学孙逸仙纪念医院康复科）

杨海云（中山大学孙逸仙纪念医院超声科）

闵　瑜（广州市番禺区中心医院康复科）

张速博（中山大学孙逸仙纪念医院康复科）

范胜诺（中山大学孙逸仙纪念医院康复科）

林彩娜（中山大学孙逸仙纪念医院康复科）

罗　利（广东药科大学基础学院人体解剖学与组织
　　　　胚胎学系）

郑耀超（中山大学孙逸仙纪念医院康复科）

柯松坚（中山大学孙逸仙纪念医院康复科）

栗　晓（中山大学孙逸仙纪念医院康复科）

郭开华（中山大学中山医学院人体解剖学教研室）

主 编 简 介

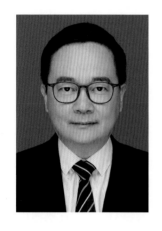

马超，男，教授、主任医师，博士研究生导师。中山大学孙逸仙纪念医院康复医学科主任，兼任中国康复医学会疼痛康复专业委员会青年委员会主任委员、中国康复医学会疼痛康复专业委员会副主任委员、中国康复医学会循证康复医学工作委员会副主任委员、中国医师协会介入医师分会超声介入专业委员会疼痛介入学组常务委员、广东省神经科学学会可视化超声介入疼痛康复专业委员会主任委员、广东省医学会物理医学与康复分会副主任委员、广东省中西医结合学会脊柱疾病康复专业委员会副主任委员、中华医学会物理医学会与康复学分会骨科康复学组副组长、广东省医师学会康复科医师分会常务委员、《中华物理医学与康复杂志》编委等。

20 余年来，马超一直从事康复医学的临床、教学与科研工作。在颈腰关节痛的临床诊疗、康复评估和治疗，以及超声引导注射疗法、肉毒毒素注射和小针刀松解等领域有丰富的临床经验，其超声引导脊柱源性疼痛的注射技术、超声引导痉挛性斜颈的肉毒毒素注射技术在国内一直处于领先水平。中山大学孙逸仙纪念医院康复科是全国最早、最系统开展超声引导疼痛或肉毒毒素注射的康复科。2017 年 11 月，全国肌骨超声应用协作组正式授予中山大学孙逸仙纪念医院康复科"可视化超声疼痛临床培训基地"。2020 年，马超主持的"超声引导慢性疼痛注射技术"获得广东省卫生健康委员会适宜推广项目。作为中国超声引导注射技术的领跑者，马超率先开展超声引导环咽肌肉毒毒素注射、经会阴超声引导尿道外括约肌肉毒毒素注射等，这些创新性技术造福了广大患者。

马超带领的临床团队对软组织疼痛和痉挛进行规范化、科学化评估及综合康复治疗，已发表 10 篇高质量的、SCI 收录的临床论文，并引起国内外同行的高度关注。在科研方面，马超领导的科研团队对疼痛的致痛机制和镇痛有独特的见解和创新。作为项目负责人，马超主持国家自然科学基金面上项目 3 项、广东省自然科学基金重点项目 1 项、其他省级和市级科研基金项目 5 项。作为第一作者或通讯作者，共发表 SCI 收录的基础论著 20 篇，在国际著名疼痛杂志 *Nature Communications*、*Pain*、*Brain Behavior and*

Immunity、*Experimental Neurology* 均发表了研究成果。参编教材及专著 10 余部，其中，主编专著 4 部，分别为《超声引导慢性疼痛注射技术》（人民卫生出版社出版）、《软组织疼痛治疗与康复》（广东科技出版社出版）、《可视化超声引导注射规范化操作指引》（中山大学出版社出版）和《腰痛与下肢痛居家康复指导》（电子工业出版社出版）。

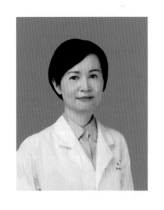

伍少玲，女，主任医师，博士研究生导师。中山大学孙逸仙纪念医院康复医学科副主任，兼任广东省医学会物理医学与康复分会骨关节康复学组副组长、广东省医师协会运动医学医师分会运动康复组副组长、广东省医学会社区康复分会常务委员、广东省神经科学学会可视化超声介入疼痛康复专业委员会副主任委员等。

伍少玲从事康复医学的临床、教学与科研工作近 20 年。在软组织疼痛的临床诊疗、康复治疗和超声引导肉毒毒素注射、注射疗法等领域有丰富的临床经验。在科研方面，作为项目负责人，主持国家自然科学基金面上项目、青年项目各 1 项，省级和市级基金项目共 4 项。以第一作者或通讯作者身份共发表 SCI 收录的论文 10 余篇。

副主编简介

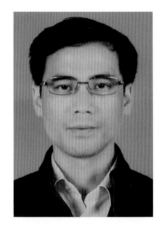

  杨海云，男，医学博士，副主任医师。中山大学孙逸仙纪念医院超声科副主任，兼任广东省中西医结合学会超声医学专业委员会常务委员、广东省精准医学应用学会分子影像分会常务委员、广东省医学教育协会医学影像学专业委员会常务委员、广东省医师学会超声医师分会委员等。从事超声医学临床医疗、教学与科研工作 20 年。熟练掌握腹部、浅表器官、外周血管等超声诊断及介入治疗技术。擅长超声引导下介入治疗技术。较早与康复科、骨科等科室合作开展超声引导下局部注射药物治疗慢性疼痛、肌痉挛等。主持及参与国家级、省级课题共 5 项。在国内外发表学术论文 10 余篇，主编专著 1 部，参与编写专著 3 部。

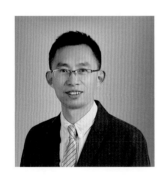

  郭开华，男，医学博士，副教授，硕士研究生导师。中山大学中山医学院院长助理、人体解剖学教研室主任。研究领域为中枢神经系统退行性疾病的发病机制和治疗。曾先后主持国家自然科学基金项目 1 项和省级科研课题 5 项。获得首届广东医学科技奖三等奖、中山大学中青年教师授课大赛二等奖（2 次）、2018 年中山大学校级教学成果一等奖。发表 SCI 收录的论文 20 余篇。

内 容 提 要

　　本书分为基础知识和临床应用两大部分。基础知识部分分别介绍肌肉的解剖、肉毒毒素药理、肌张力障碍、超声波成像原理、超声引导注射技术等。临床应用部分详细介绍临床应用的基本概念和临床应用基础，按人体部位分别讲解颈部、上肢和下肢肌张力障碍的异常表现和相关肌肉，详细介绍相应痉挛肌肉的超声定位和超声引导下注射技术，介绍肉毒毒素应用的新进展。

　　本书具有以下特点：①全面。本书围绕超声引导肉毒毒素注射，首先介绍超声成像、超声引导注射技术和肉毒毒素的临床应用，然后针对不同部位的痉挛情况，详细介绍相关肌肉解剖、超声定位和超声引导注射。全书编排风格统一、互相呼应。②实用。介绍的技术、方法和图片均来自临床实践，文字简练，辅以大量实拍图片，图文并茂，易于学习和掌握。③临床技巧和新技术并重。本书对各部位超声引导注射技术均有注射技巧和注意事项的说明，并对超声引导环咽肌肉毒毒素注射、经会阴超声引导尿道外括约肌肉毒毒素注射等创新技术有详尽描述，尽量做到让初学者易学、易理解、快掌握和快运用，让更多临床医生能学习到新技术，为更多患者解除临床困扰。

前　言

肉毒毒素不仅是一种强烈的神经毒素，还是一种由厌氧的肉毒梭状芽孢杆菌在生长繁殖过程中产生的细菌外毒素。1817 年，德国医生 Justinus Kerner 首先详细描述了进食含肉毒毒素的食物引起中毒症状的病例，并推论这种毒素作用于运动神经和自主神经系统。1920 年，美国的 Hermann Sommer 首次提取了 A 型肉毒毒素。在此基础上，美国著名肉毒毒素专家 Edward J. Schantz 于 1946 年制成 A 型肉毒毒素结晶。1989 年，美国食品药品管理局（Food and Drug Administration，FDA）首先批准了由 Scott 和 Schantz 联合开发的 A 型肉毒毒素作为临床治疗用药，这是世界上第 1 种用于临床的微生物毒素。至今，全球已有 13 种以上不同的肉毒毒素制剂获批准用于临床应用和试验中。同时，由于其不断被认识的作用机制、快速起效等优点，肉毒毒素的临床适应证也在不断被发掘和认可。目前，内毒毒素的应用领域已包括康复科、眼科、神经科、皮肤科、整形科、疼痛科、耳鼻喉科、泌尿系统科等，已有 29 个获批临床适应证，开展 60 多种疾病或症状的治疗。

目前，临床上肉毒毒素注射治疗通常采用徒手注射、表面电刺激引导下注射和肌电图引导下注射的技术。临床实践结果证明，这些技术均存在各自的优缺点。徒手注射技术往往依靠操作者的临床经验，具有很大的主观性；电刺激引导下注射未能显示肌肉的层次。近年来，随着超声技术的不断发展，超声成像（ultrasound imaging，USI）技术作为一种非侵入式的引导手段，在肉毒毒素的注射中越来越受到关注和欢迎：①它可对靶肌肉进行准确定位，方便术者进行动态观察；②超声影像可清晰地显示血管、神经等，实时显示靶目标和进针路径中的重要结构，降低操作的风险；③通过超声影像可观察肌肉抽搐情况及药液弥散范围等，从而及时调整注射剂量和方案，提高疗效。解剖是超声引导注射的基础，本书向读者提供了丰富、精美的身体各部位横断面解剖图和磁共振影像，并采用探头体表位置与超声影像对应的编写方式，使操作定位更直观和易于理解。

为满足临床医师学习超声引导肉毒毒素注射治疗的相关知识和注射技术，编者参考了国内外相关专著和文献，结合临床经验和体会，为初学者和有一定基础的医务人员提供了一部实用的操作手册。本书系统地介绍了超声成像原理、超声引导注射技术、肌张力障碍的诊断与评估、肉毒毒素的药理与临床应用、痉挛性斜颈与肢体痉挛的超声引导

1

下注射，以及肉毒毒素应用的新进展（如环咽肌、尿道外括约肌、脑卒中后肩痛等）。超声引导肉毒毒素注射技术还是一门艺术，需要术者准确评估肌张力障碍的严重程度和对功能的影响，并不断地规范、总结、提高，同时还要求建立良好的医患沟通。希望读者通过学习本书，能对超声引导肉毒毒素注射有更全面系统的认识，并能将本书介绍的技术应用到临床工作中，使更多患者受益。

尽管我们尽了最大努力，但囿于编者知识和工作经验，本书仍存在许多不足之处，希望从事该领域工作的前辈和同仁给予批评指正，并提出宝贵建议。

马超　伍少玲

2021 年 1 月 28 日

目　录

第一章 超声成像原理

超声成像（ultrasonic imaging）在肌肉骨骼运动系统诊断和注射治疗中的重要作用越来越受到临床医师的广泛关注。与 CT 或 MRI 相比，尽管超声在软组织和骨关节成像中存在某些不足，但超声成像具有无辐射、经济、简便及床边操作等优点；同时，高频线阵探头的使用及各种改善图像分辨率的技术，大大提高了其在临床中的实际应用能力。此外，超声成像的实时性和彩色多普勒结合，进一步提高了超声引导注射过程的准确性和安全性。

第一节 超声成像概述

超声波（ultrasonic wave）是指频率在 20 000 Hz 以上的机械振动波，被简称为超声（ultrasound）。能够传递超声的物质被称为传声介质，它具有质量和弹性，包括各种气体、液体和固体。声波在介质内传播的过程中，介质的黏滞性、热传导性、分子吸收及散射等因素导致声能减少和声强减弱的现象被称为声衰减（acoustic attenuation）。在绝大多数软组织中，引起声衰减的主要原因是声吸收。在人体组织中，声衰减程度的一般规律是：①人体组织的声衰减排列顺序：肺（含气）>骨（钙）>肌腱（或软骨）>肾>肝脏>脂肪>血液>尿液>胆汁。②人体组织含水分越多，声衰减越低；含胶原蛋白和钙质越多，声衰减越高。在超声诊断的频率范围内，生物软组织的声衰减系数大多与频率成正比。超声波频率越高，分辨力越好，但声衰减越强，穿透力越差；反之，频率越低，分辨力越差，但声衰减越弱，穿透力越强。超声在传声介质中的传播特点是具有明确指向性的束状传播，这种声波能够成束地发射并用于定向扫描人体组织。

医用超声中的探头是一种声电换能器，能将电能转换为超声能，同时兼有超声发射器和接收器的功能，常用的探头分为线阵型、扇型、凸阵型等。超声成像技术是利用超声照射人体，通过接收和处理载有人体组织或结构特征信息的回波，获得人体组织性质与结构的可见图像的方法和技术。它具有很高的软组织分辨力且实时成像，安全性高。

超声成像与其他影像技术相比，具有其独特的优点，如操作简单快捷、可在床边和现场检查、可从多方向对病灶进行检查，检查过程中可同时配合肌肉和肌腱活动，方便术者观察其动态变化以协助诊断等。加之检查费用低廉、无痛苦，容易被患者所接受，超声成像已成为引导注射治疗的首选方法。

第二节　超声的基本物理性

超声是一种机械振动波。机械波的频率越低，其波长越长，但方向性越差；频率越高，波长越短，波传播的方向性越显著。超声有很好的指向性，可在较小的目标上产生有规律的反射信号，这就是利用超声波回声探测的基础。超声在人体内传播时与光波类似，也有反射、折射、散射、衍射及衰减等特性。

一、反射和折射

声波入射到两个声特性阻抗不相同的介质组成的分界面上，在两种介质之间形成一个声学界面，入射声波的能量有一部分返回同一介质中，形成反射波（reflection）；另一部分则进入下一层介质中，形成折射波（refraction）。当超声波垂直透射到声学界面时，假设声学界面两侧介质的声特性阻抗分别为 Z_1 和 Z_2，入射声波（声强为 I）透射到达界面，声强 I_1 的反射声波返回前一介质反向传播，声强为 I_2 的折射声波进入第 2 种介质中沿同方向继续传播，则声强反射系数（intensrty reflection coefficient，IRC）为

$$K_{IRC} = I_1/I = (Z_2 - Z_1)^2/(Z_1 + Z_2)^2 \tag{1-1}$$

强度透射系数（intensity transmission coefficient，ITC）为

$$K_{ITC} = I_2/I = 4Z_1Z_2/(Z_1 + Z_2)^2 \tag{1-2}$$

由式（1-1）和式（1-2）可知，两种介质的声特性阻抗差别越大，反射就越强。根据能量守恒定律，反射波能量与折射波能量之和应等于入射波能量，因此，反射越强，进入第 2 种介质的声波能量就越弱。反射产生的超声波回波信息可被用来做诊断。回波的强弱，反映界面两边介质声特性阻抗差异的程度。实际上，超声波透射到声学界面时，并不一定是垂直入射，声波的反射和折射还与透射角度相关，在此不再赘述。

二、衍射与散射

在声波传播的过程中，当遇到的障碍物的尺寸与声波波长（λ）接近（$1 \sim 2\lambda$）时，声波可绕过这一障碍物界面边缘向前传播，偏离原来方向，这一现象被称为衍射（diffraction）或绕射。距障碍物越近，衍射显像越明显，声波远离障碍物后仍按直线传播。

声波传播遇到直径小于波长的粒子，粒子吸收声波能量后，向四周辐射声波，这种现象被称为散射（scatter），这些粒子被称为散射体。在散射波中，与声波前进方向相反的声波被称为背向散射（back scatter）。散射截面是反映散射强度的重要参数。散射截面大，实际上就表明单位声强产生的散射功率大。血红细胞的直径为 $5 \sim 8~\mu m$，频率为兆赫兹数量级（即波长为毫米数量级）的超声遇到红细胞后将产生散射。散射强度与入射强度成正比，与频率的 4 次方成正比，与距离的平方成反比。血流中有大量红细胞，超声入射到血流中形成的散射信号是一个随机窄带信号。此外，血管中血流速度存在速度剖面。血管处于不同深度，组织的反射回波大于血流的散射回波。这些都是血

流超声多普勒信号的特点。

三、声衰减

声衰减（acoustic attenuation）是指声波在介质中传播时，介质的黏滞性、热传导性、分子吸收及散射等导致声能减少而产生声强减弱的现象。广义地理解，因声束扩散而使声强减弱的现象也包括在内。声衰减的原因主要有 3 个。介质对声波的吸收是声衰减的第 1 个原因，声波在介质中传播部分机械能量不可逆地转化为其他形式的能量，使声波具有的能量减少。声衰减的第 2 个原因是声波的散射，声波在介质中传播时，介质中存在着散射体，使主传播方向的能量减少。声散射引起的衰减取决于介质的性质和散射目标的情况（如大小、形状、分布等），也与超声频率相关。研究结果表明，声束扩散是声衰减的第 3 个原因。随着传播距离的增加，声波向传播轴线周围横向扩散，从而引起单位面积上声波能量减少，聚焦在一定范围内能克服这种衰减。

声强为 I_0 的声波在介质中传播，在这个过程中，声能随距离增加而减弱的现象称为衰减。声波在介质中传播了 x 距离的声波声强 I_x 与其传播距离 x 的关系为

$$I_x = I_0 e^{-2\alpha x} \tag{1-3}$$

其中，I_0 为声源处的声强，e 为自然对数之底，约等于 2.71；α 被称为声衰减系数（acoustic attenuation coefficient），它是吸收衰减 α_a 和散射衰减 α_s 之和，即 $\alpha = \alpha_a + \alpha_s$，且几乎随频率呈线性增加。人体软组织的平均衰减系数为 1 dB/（cm·MHz）。水和一些人体组织的声衰减系数 α 见表 1-1。

表 1-1　人体组织的声衰减系数 α　　　　单位：dB/（cm·MHz）

介质	水	血液	脂肪	肝	肾	平行肌肉	横断肌肉	颅骨	肺	空气
α	0.002	0.18	0.63	0.94	1.0	1.3	3.3	2.0	40.0	12.0

为了得到高分辨率的图像，应该尽量选用高的频率，但是频率高的超声波比频率低的超声波衰减大，可探测的距离小。因此，必须在探测距离和空间分辨率之间做出选择，针对不同的场合选取合适的频率。例如，进行腹部检查时，只能选用较低的频率；而在检查浅表器官时，可选用较高的频率，以得到比较高的分辨率。

四、波的干涉现象

声波在介质中传播时，当两列（或更多列）声波在空间某点相遇，将彼此叠加，该处质点的振动将是各个波所引起的分振动的合成，在任一时刻质点的位移是各个波在该点所引起的分位移矢量和。换言之，每个波都独立地保持自己原有的特性，对该点的振动给出自己的一份贡献，就像没遇到其他波一样。这种波动传播的独立性，被称为波的叠加原理。一般而言，振幅、频率、相位等都不相同的几列波在某点的叠加是很复杂的，而波的干涉是其中最主要也是最简单的一种。当频率相同、振动方向相同、相位相同或相位差恒定的两个波源发出的两列波同时作用于介质的某点时，产生波的叠加。由于传播途径不同，某些地方振动始终加强，而在另一地方始终减弱以致抵消，这种现象被称为波的干涉现象（interference phenomenon）。产生干涉现象的波被称为相干波，相

应的波源被称为相干波源。两列相干波到达某点所经过的路程差，被称为波程差。当两个相干波源为同相位时，在两个波叠加的区域内，波程差等于零或等于波长的整数倍的各点的振幅最大，波程差等于半波长的奇数倍的各点的振幅最小。

第三节　B型超声诊断仪常用技术参数

超声诊断仪种类繁多，等级也多，先进的高档仪器功能齐全，具有多功能、高分辨率、高清晰度等优点。超声诊断仪通常由主机、控制面板、显示屏和多个探头组成。按图像信息显示的成像方式，可分为A型超声诊断仪、B型超声诊断仪、D型超声诊断仪、M型超声诊断仪等。

B型超声成像的基本原理为：超声探头将一束高频超声脉冲发射到生物体内，再接收经过各组织之间界面处反射的回波，经电子电路和计算机的放大、处理、显示，形成图像。超声在不同声阻抗的组织边界形成反射回声的差异是超声成像的工作基础。声阻抗是超声波传导的阻力，声阻抗越大，组织对超声波的传导的阻力越大。不同组织的声阻抗不同（表1-2）。在声阻抗差别大的界面，产生高回声图像，因此，在空气和软组织的界面、软组织和骨的界面产生高回声图像；而脂肪、浅层和深层肌肉、血管组织间的声阻抗差别较小，只产生低回声图像。故高回声图像不应被解读为组织密度高。

表1-2　不同组织的声阻抗　　　　　　　　单位：10^6 Rayl

组织	空气	脂肪	血液	肌肉	骨
声阻抗	0.000 4	1.35	1.70	1.75	7.8

一、超声换能器

超声换能器（即超声探头）既是超声发射器，又是超声接收器。每个探头周期中1%的时间用于产生超声，余下99%的时间用于接收返回的超声波。通过压电效应，超声换能器将回声的机械能转为电能，并转换成二维的灰度图像。

根据其频率范围，超声换能器被分为低频（2～5 MHz）、中频（6～10 MHz）和高频（8～12 MHz）；根据探头形状，可分为线阵探头和凸阵探头。线阵探头是高频探头，组织穿透力较弱，但具有良好的近场组织分辨率，适用于表浅、较小组织结构的成像；凸阵探头是低频探头，有较强的组织穿透力，但分辨率较低，适用于深部、较大组织结构的成像。

二、控制面板的参数

1. 频率

选择合适频率的超声探头是决定图像质量、准确引导注射的首要条件。高频率可提供更好的轴向分辨力和侧向分辨力。轴向分辨力是指在与超声束方向平行的同一平面内，能够区分两个彼此靠近物体的能力。高频探头轴向分辨力较好（图1-1），但高频率声波容易衰减，过度的衰减会影响图像质量。超声的频率越高，衰减越明显（图1-2）。一般而言，高频超声的适宜探测深度为 3～4 cm。侧向分辨力是指在与超声束方向垂直的同一平面内，能够区分两个彼此靠近物体的能力（图1-3）。高频探头声束宽度较窄，侧向分辨力较高。

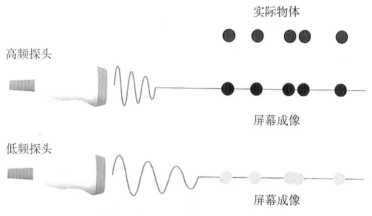

图1-1 高频、低频探头与轴向分辨力

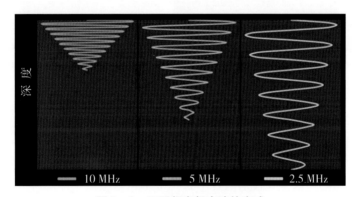

图1-2 不同频率超声波的衰减

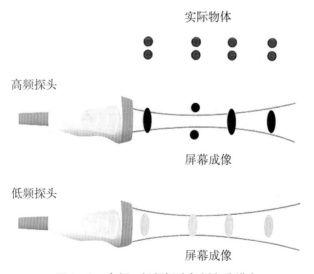

图1-3 高频、低频探头与侧向分辨力

大多数的超声探头有一个最适频率，以及以此频率为中心的带宽范围。操作者在选择合适探头后，可在该探头的带宽范围内进行微调以获得最佳图像。

2. 显示深度

在超声检查、介入治疗过程中，需要调节超声影像的显示深度，使目标结构显示在超声影像中部（图1-4）。若设定的显示深度过深，则目标结构成像在超声影像中相对偏小，不利于观察其周围的结构，以及注射过程中注射针的方向和路径（图1-5）。与高频探头相比，低频探头能显示更深的组织。随着深度增加，使用线阵探头屏幕上的图像会变窄，组织结构会显得更小。

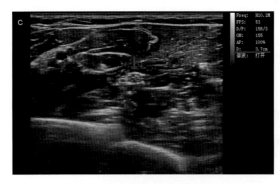 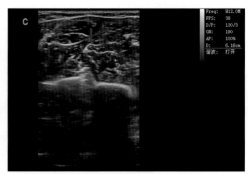

图1-4　合适的深度设置　　　　　　　图1-5　过深的深度设置

3. 聚焦

在超声检查、介入治疗过程中，需要调节超声影像的焦点位置，使目标结构在超声影像的聚焦平面。聚焦平面深度一般在控制面板调节，并通过图像左侧或右侧的小箭头来显示调整后的深度，不同设备的指示图标可能会有所差别。

超声探头发出的声波束在传播过程中会先汇聚至某个最窄的地方（即聚焦带），然后再逐渐发散。通过聚焦键调节聚焦带使其与目标对象位于同一深度来达到最大侧向分辨力，即通过调节聚焦可提高该区域的侧向分辨力（图1-6）。

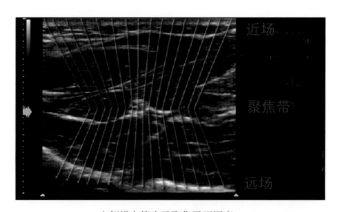

左侧横向箭头示聚集平面深度。

图1-6　超声影像近场、聚焦带、远场

4．增益

　　增益影响图像的亮度或暗度（图1-7）。超声探头只需要1%的时间发送超声，余下99%的时间用于接收回声反射。增加增益就是通过放大所有返回至探头的回声所形成的电信号，从而增强整个图像的亮度，包括背景噪声；通过这种方式可补偿由于声波穿过组织造成的能量衰减。若增益增加太多，超声影像会出现"全白"的现象，产生伪影，或使已存在的组织结构影像模糊不清（图1-8）。

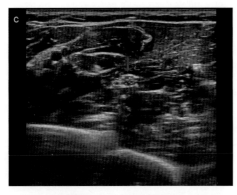 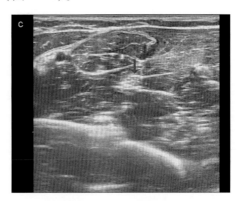

图1-7　合适的增益　　　　　　　　　　图1-8　过大的增益

5．时间增益补偿

　　时间增益补偿可实现不同深度增益的选择性控制。增益是对整体图像亮度的调整，时间增益补偿则是独立地对特定深度的组织图像亮度的调整。随着穿透深度的增加，超声波的能量会逐渐衰减。超声影像是根据探头接收到的回声多少呈现的图像，因此，所形成的图像从表浅至深处会进行性变暗；为了补偿深部超声信号的衰减，时间增益补偿可增加深部组织返回的超声信号，使深部超声波信号获得更多的补偿。时间增益补偿的右侧为"扩增"，拨向右侧能逐渐放大增益（图1-9）。

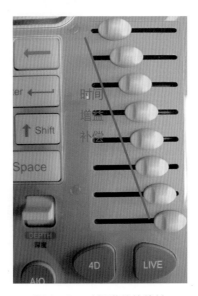

图1-9　时间增益补偿键

6. 彩色多普勒血流成像

彩色多普勒技术是将多普勒信息叠加在实时图像上，从而帮助识别和量化血流的速度和方向。在超声引导介入治疗中，它的主要益处是可以确保在预期的穿刺路径上没有大血管存在，避免穿刺针刺入血管或药物注入血管。近年来，也有研究结果显示，应用彩色多普勒可确定药物注入的位置。

多普勒物理现象应用于超声是基于当静态的换能器发射的声波被移动的对象（通常是红细胞）反射后，回声频率发生改变这一原理。即当血流远离换能器时，回声频率会低于原本发射出的声波频率，这时超声影像呈现蓝色（图 1 - 10 和图 1 - 11）；相反，当血流朝向换能器方向移动时，返回的声波频率会较发射频率升高，图像上显示红色（图 1 - 12 和图 1 - 13）。上述声波频率的改变被称为多普勒频移，由此可计算出血流的速度和方向。当探头垂直血流方向时，较难显示图像（图 1 - 14 和图 1 - 15）。为了减少瞬时分辨力的损失，在运行多普勒模式时，通常只检测图像中一个小区域的多普勒频移，操作者可以通过追踪球或触摸板来移动被检测的区域。

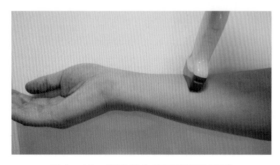

图 1 - 10　桡动脉血流远离探头流动

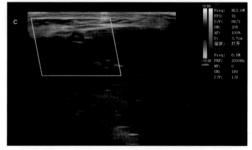

图 1 - 11　桡动脉血流呈现蓝色

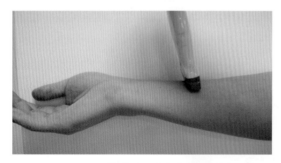

图 1 - 12　桡动脉血流朝向探头流动

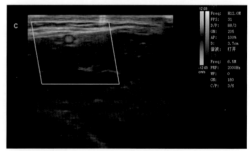

图 1 - 13　桡动脉血流呈现红色

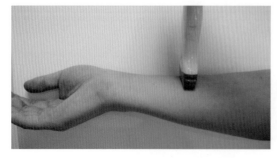

图 1 - 14　桡动脉血流方向与探头垂直

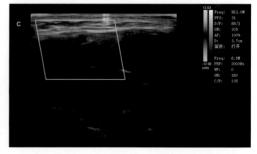

图 1 - 15　未能显示桡动脉血流信号

7. 复合成像

复合成像也是近年来超声技术的进展之一，较之传统的超声技术，它使图像的质量进一步提高，同时提高图像中组织结构的清晰度和穿刺针的可视性。其原理是换能器同时发射多个不同角度的声波波束，并最终将从不同角度返回的回声合成一个高质量图像。

第四节　超声成像的常见伪像

虽然超声探头和超声影像处理器的改进有助于操作者识别穿刺针，但是操作者还是很有必要识别成像过程中穿刺针可能产生的伪像。伪像是超声的物理特性产生的，即超声在传导过程中与人体介质存在相互作用（如反射、折射、散射、绕射、衰减等）的结果。实际上，超声成像需要利用一些伪像产生实性、含液、含气等不同器官的超声影像。此外，超声仪器的设计还基于以下不完全符合实际的假设：①发射声束呈理想的"直线传播"，反射体的空间位置由初始发射声束的直线方向和偏转角决定。②人体各种组织（介质）的声衰减系数相同，均与肝、脾、肌肉等软组织的相似；一律用距离增益补偿调节，即按软组织平均衰减系数 [1 dB/(cm·MHz)] 人为地加以补偿，即使是无明显衰减的液体也不例外。③组织的平均声速为 1 540 m/s，假设所有软组织的声速是相同的，骨组织也不例外。

识别超声伪像的意义有：①更科学地解释超声影像；②避免伪像可能引起的误诊或漏诊；③利用某些特征性的伪像帮助诊断和鉴别诊断，以提高诊断水平。

一、各向异性伪像

各向异性伪像（anisotropy artifact）的产生是由于超声束不能同时保持与肌腱各部分纤维呈垂直方向，肌腱在超声影像上显示为回声强弱不同，甚至低至无回声。各向异性伪像多见于肌腱、韧带、神经和肌肉组织。解决或改善办法为：改变探头方向，或调整声束入射角，还可以采用先进的实时复合扫描技术。

二、镜面伪像

镜面伪像（mirror artifact）由超声束投射到表面平滑、有强回声的大界面而产生，如穿刺针的表面，犹如光投射到平面镜上一样，声波产生反射。这种反射超声波遇到界面时所形成的回声信号可按其入射超声波途径经横膈原路返回，并被换能器接受构成虚像。显然，虚像成像所需的时间长于实像成像的。因此，虚像总是出现在实像的远处。这种伪像被称为镜面伪像。镜面伪像可导致操作者对穿刺目标位置判断上的失误。识别镜面伪像的基本方法是改变探头角度，变化声束投射方向，镜面伪像即虚像将随之发生变化或消失。

三、部分容积效应

部分容积效应（partial volume effect）又被称为声束厚度伪像。探头发射的超声束具有的一定厚度被称为宽度，即所获得的超声影像是一定厚度以内空间回声信息的叠加图像。因此，有必要将超声影像理解为它是平面化了的三维空间信息图。部分容积效应所产生的主要问题是在声束厚度以内同一深度上的小目标回声信号被重叠，造成图像所显示的相互结构关系失真或混淆。例如，超声引导下穿刺时，将紧贴管壁外的穿刺针显示为已经进入管腔内的假象。认识这种伪像的要点是操作者应稍微调整或变换探头部位及声束方向，用不同超声扫查角度来观察和体会目标内部回声与周围组织之间的关系，以核实目标内回声的真实性。若是由部分容积效应引起的伪像，则用与首次扫查平面相垂直的扫查平面进行核实便可证明先前目标内回声是否为假象。

四、振铃状伪像

多次反射伪像又被称为"振铃状伪像"（ring-down artifact）。声束在传播途径中，由于反射回的声能过强，这种声能又被反射回靶目标内并在其界面上再次形成反射声能而返回探头，不断往复，直至反射声能完全衰减。这样就在第 1 次回声之后出现与 2 个反射界面距离相等的第 2 次、第 3 次等多次强度递减的回声。多次反射主要发生在声束垂直经过平薄组织结构（如各种管壁、腹膜等处），尤其是与薄层气体所构成的界面上。此外，当声束经过声阻抗相差悬殊的界面时，超声可以在目标内来回反射而形成多次反射伪像。振铃状伪像导致的主要问题是穿刺针后方的振铃状伪像可掩盖靶目标。对于振铃状伪像，适当加压检查并改变声束投射方向和角度，一般可使伪像减弱或消失。

五、声影

扫描声束遇到声衰减程度很高的物质，如骨骼、结石、瘢痕，声束完全被遮挡，在其后方出现条带状回声，即边界清晰的声影（clear shadow），这对识别它们很有帮助。边缘模糊的声影（dirty shadow）常是胸膜-肺气体反射伪像或"彗星尾"征后方的伴随现象。

六、其他伪像

其他常见的伪像包括旁瓣伪像、后方回声增强、散射体伪像和棱镜伪像，多见于腹腔和盆腔软组织。

第五节　正常组织的超声特征

在学习超声引导注射技术前，需要先熟悉不同组织的超声影像特征。

一、皮肤及皮下组织的超声特征

在超声影像中，皮肤为位于人体最表浅的一均匀强回声；皮下脂肪为一较均匀的低回声区，可压缩，部分可见散在的线性强回声，为纤维膈；深面为一明亮高回声线，为筋膜（图 1-16）。

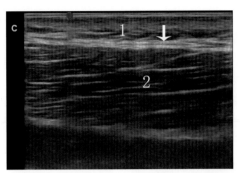

1：皮下脂肪；2：斜方肌。红色圆点示皮肤，白色箭头示筋膜。

图 1-16 皮肤及皮下组织超声影像

二、正常肌肉的超声特征

骨骼肌由中间的肌腹和端部附着于骨面的肌腱构成。肌腹由肌纤维（又被称为肌细胞）组成，每根肌纤维是由较小的肌原纤维组成。若干肌纤维集合成肌束，许多肌束合并成整块肌肉。肌纤维、肌束和整块肌肉表面分别由肌内膜、肌束膜及肌外膜包裹。深筋膜包裹在肌肉周围，形成筋膜鞘；部分插入肌肉肌群间，附着于骨，形成肌间隔，对肌肉起保护作用。肌腱主要由胶原纤维束构成。四肢骨骼肌的肌腱多呈扁带状；而躯干的呈薄片状，被称为腱膜（图 1-17）。

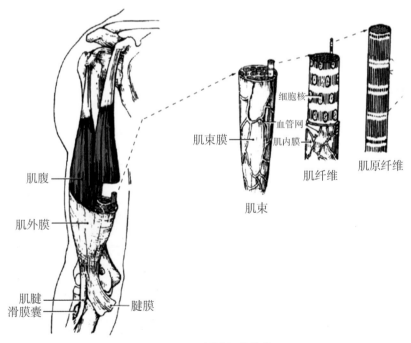

图 1-17 骨骼肌的结构

肌纤维在超声影像上呈低回声，正常的肌内膜、肌束膜及肌外膜在超声影像上均呈强回声，故骨骼肌的超声特点为异质性低回声。超声影像可清晰地显示不同肌肉的肌束排列方式的差异。当探头垂直于肌肉长轴横切时，在低回声（肌纤维）的背景下，出现均匀分布的点状高回声（如肌束膜、肌外膜，图 1-18）；当探头沿整块肌肉长轴纵切时，在低回声（肌纤维）的背景下，出现平行分布的均匀线状高回声（肌束膜），肌肉间出现强回声的肌外膜（图1-19）。肌腱在超声影像上呈高回声，沿肌腱走行追踪扫描可以看到肌肉。当主动活动肢体时，纵切面超声影像中可见肌腱有主动活动，神经则是被动牵拉，这是肌腱与神经的区别。

使用线阵探头才能清晰显示肌纤维，注射时可根据靶肌肉深度选择探头合适的频率。一般对上肢肌肉选择7～12 MHz，对下肢肌肉选择5～7 MHz。注射前必须熟悉局部解剖，特别是横断面肌肉的分层、血管及神经的位置等。

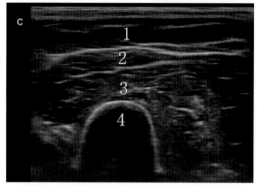

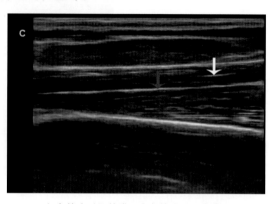

1：皮肤及皮下组织；2：肱二头肌；3：肱肌；4：肱骨。　　　　红色箭头示肌外膜，白色箭头示肌束膜。

图1-18　骨骼肌（上臂中段）的横断面超声影像　　图1-19　骨骼肌（上臂中段）的纵切面超声影像

三、血管的超声特征

通过超声成像可观察肌肉内的血管。由于血液的同质性特征允许超声通过而不反射，大动脉和静脉在超声影像中呈无回声，小动脉和静脉在超声影像中呈低回声（图1-20）。动脉有搏动，不会受压变形；静脉因管壁薄及低压力而易出现受压变形。通过彩色多普勒血流成像（图1-21）可检测到血管内的血流方向，这些血流呈现红色（血流朝向探头流动）或蓝色（血流背向探头流动）。通过脉冲多普勒可进一步测定具体的血流数值。识别血管及其超声影像特征意义在于：超声引导肉毒毒素注射进针过程中应避开较大的血管，避免药物被注入血管。

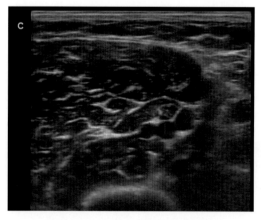

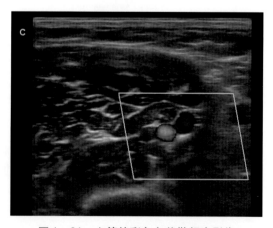

图1-20　血管的横断面超声影像　　　　　图1-21　血管的彩色多普勒超声影像

四、周围神经的超声特征

周围神经的神经纤维始于神经元。运动和感觉神经纤维均为有髓鞘纤维；许多神经纤维组成一个神经小束，外包裹有神经内膜；许多神经小束形成一大束，外有神经束膜；许多神经束组成一支神经，外有结缔组织形成神经外膜。

当探头垂直神经走行长轴横切时，超声影像呈现类圆形或椭圆形低回声束，被强回声线包绕，呈筛网样结构（图 1-22）；当探头沿神经走行长轴纵切时，超声影像呈现多发的相互平行的管状低回声束（如神经纤维束）被不连续的强回声线条（如神经束膜）分隔（图 1-23）。探头加压后神经形状、大小均不变；当肢体主动活动时，可见神经是被动牵拉。在肌肉内识别周围神经及其超声影像特征的意义是：超声引导肉毒毒素注射进针过程中应避开周围神经，避免误伤。

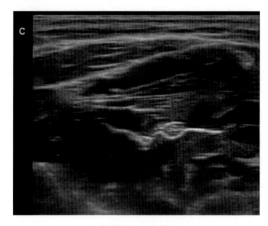

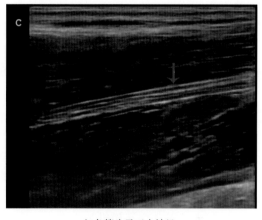

红色箭头示正中神经。　　　　　　　　　　　红色箭头示正中神经。

图 1-22　周围神经的横断面超声影像　　　　　**图 1-23　周围神经的纵切面超声影像**

五、骨骼的超声特征

在超声影像中，骨表面为线状的极高回声，因超声波不能穿透骨骼，故骨骼后方为无回声影。正常骨骼超声影像呈连续、光滑的极强回声线，后方为无回声影（图 1-18）。

超声引导肉毒毒素注射定位过程中可将肌肉与骨的解剖相对位置作为寻找和辨认靶肌肉的参照标志。

（伍少玲　杨海云）

第二章　超声引导下肉毒毒素靶点注射技术

第一节　超声引导下肉毒毒素靶点注射技术概述

超声引导下肉毒毒素靶点注射技术的要点为：①在超声引导肉毒毒素注射前，必须对患者进行详细查体，明确引起异常模式的原因、肌张力增高的主要肌肉，评估其严重程度，并做好记录；②熟练掌握靶肌肉的解剖，与血管、神经和骨骼毗邻关系及横断面解剖；③根据患者体型、痉挛严重程度计算需要注射进肌肉的肉毒毒素剂量，先按肌肉解剖体表位置初步标记注射位点；④调整超声机参数后，让患者处于合适、舒适体位，应用超声进行准确定位、注射。

一、基本操作

在给患者进行超声引导介入治疗（ultrasound guided interventional therapy）前，必须有规范的学习和足够的练习，包括超声机参数的调适、持探头的正确姿势和坐姿的人体工效学等。

注射者应首先熟练操纵超声探头，可应用徒手技术以稳定探头位置，使定位的靶组织保持超声成像。在穿刺或注射过程中，探头微小的滑动也会造成穿刺针和靶组织的图像丢失，延长定位和注射时间，且容易误伤血管或神经等。具体方法为：操作者用拇指、示指和中指以"握笔样"持超声探头，稍对探头向下施加压力，余下两手指、手掌尺侧或腕部可以紧靠患者（以增强稳定性），主要通过手腕活动来微移探头（图2-1）。徒手技术还可使操作者手部疲劳最小化。也可以在注射前的超声定位过程中，在皮肤上用记号笔做标记。

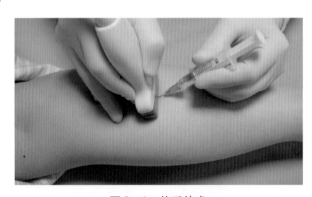

图2-1　徒手技术

应用超声进行定位注射时，可使用无菌透明贴膜粘贴在探头表面，或使用无菌探头套。皮肤消毒建议使用Ⅲ型碘附。碘附不含乙醇，在操作过程中不易挥发，成像效果较佳（图2-2）。

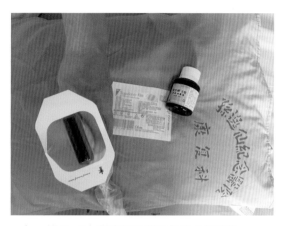

图2-2 超声探头的准备及皮肤消毒

二、穿刺针在组织内成像方式

在超声引导介入治疗过程中，时刻观察针尖位置与靶目标关系，及时调整方向、距离，避免刺入和损伤较大的血管和神经。穿刺针在组织内成像方式有许多种，目前，临床上常用的经典的有以下两种方式：平面内成像（in plane）和平面外成像（out of plane）。

（1）平面内成像，即穿刺针在探头下方平行于探头压迹的长轴中间位置插入，在超声影像上表现为一条高回声的直线（图2-3和图2-4）。其优点是直观，可清楚显示整个针道、靶目标及周围的结构；缺点是穿刺针很容易偏离超声成像的平面，这样容易导致并发症的发生和延长操作时间。此外，针体产生的混响伪像会影响对针体下方组织结构的观察。

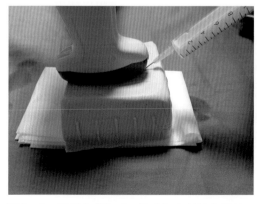

图2-3 平面内成像时，探头与穿刺针位置关系

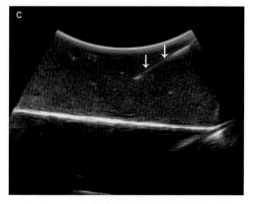

箭头示穿刺针。

图2-4 平面内成像，穿刺针超声影像

（2）平面外成像，即穿刺针在探头下方垂直于探头压迹的中间位置插入，在超声影像上表现为一个高回声的点（图2-5和图2-6）。其优点是穿刺路径短；缺点是初学者不能或很难引导穿刺针到达靶目标，因为借助这种成像方式有时较难确定超声影像上的高回声光点到底是针尖还是针体。

需要注意的是，平面内成像方式到达穿刺目标的进针距离是平面外成像方式的3倍及以上，难免会增加患者穿刺过程中的不适。无论是平面内成像还是平面外成像，都会存在一些缺点。因此，只有熟练掌握这两种成像方式，才能在每一个特定的操作过程中选择更合适的成像方式。

在超声引导肉毒毒素注射中，可根据操作者经验、患者情况（如体格、痉挛程度、是否配合等）及靶肌肉，灵活选择平面内或平面外成像注射方式。例如，超声引导的肱二头肌、肱肌、股直肌、股内侧肌、股外侧肌、腓肠肌、比目鱼肌、胫骨后肌等肉毒毒素注射时，平面内成像、平面外成像两种方式均可。下面以肱肌为例说明。

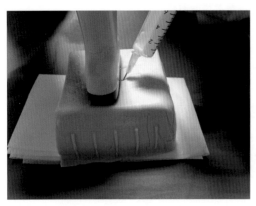

图2-5　平面外成像时，探头与穿刺针位置关系

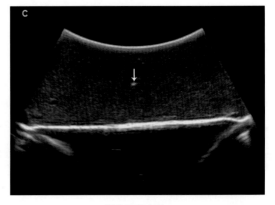

箭头示穿刺针。

图2-6　平面外成像，穿刺针超声影像

肱肌平面内成像注射方法为：患者取仰卧位，患侧上肢伸展。将超声探头置于上臂中下1/3处，探头方向与上臂纵轴垂直，可清晰显示超声影像：第1层肌肉为肱二头肌，第2层肌肉为肱肌。选择肱肌丰厚处，在超声影像上测量皮肤表面至肱肌靶点处距离，该患者此距离约为2 cm，故进针点距离探头水平为2 cm。在皮肤相应点标记后，进行常规消毒，采用平面内成像、针体平行探头长轴刺入（图2-7）。边进针边调整探头及进针方向，尽量完全显示针道。观察针尖至靶点且回抽无血后，注入药液（图2-8）。肌肉注射靶点一般选择肌肉丰厚处或肌腹中部，避开较大的血管和神经。本书以红色圆圈标注超声探头头端位置。

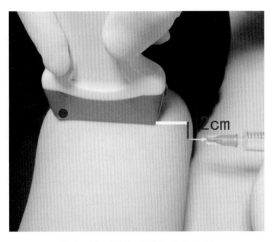

图2-7　肱肌平面内成像注射

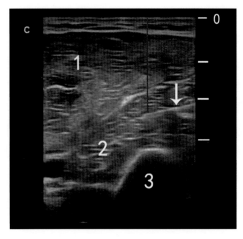

1：肱二头肌；2：肱肌；3：肱骨。

白色箭头示针道。

图2-8　肱肌平面内成像注射超声影像

　　肱肌平面外成像注射方法为：患者取仰卧位，患侧上肢伸展。将超声探头置于上臂中下1/3处，探头方向与上臂纵轴垂直，可清晰显示超声影像：第1层肌肉为肱二头肌，第2层肌肉为肱肌。选择肱肌丰厚处，在超声影像上测量皮肤表面至肱肌靶点处距离，该患者此距离约为3 cm，常规消毒，采用平面外成像、针体与探头成一较小角度刺入（图2-9）。边进针边调整探头及进针方向，尽量显示针尖，进针深度为超声影像中测量的3 cm（图2-10）。也可应用本章第二节介绍的相应技术，如穿刺针微移动、多普勒等，观察针尖至靶点后注入药液。

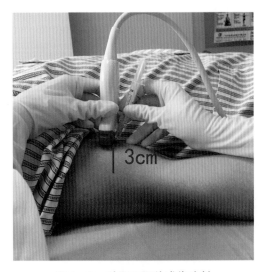

图2-9　肱肌平面外成像注射

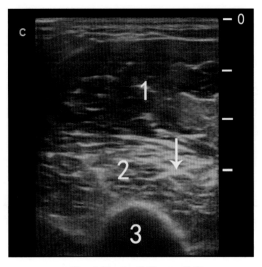

1：肱二头肌；2：肱肌；3：肱骨。

白色箭头示针尖。

图2-10　肱肌平面外成像注射超声影像

除了以上两种穿刺针成像方式，为了减少这两种方式在显示穿刺针时的不足而带来的影响，进行疼痛注射治疗时还可以考虑斜面内成像方式。斜面内成像是在探头的短轴上显示靶目标解剖结构，而在探头的长轴上显示穿刺针。据这种成像方式允许操作者在观察靶目标和周围结构的同时对移动和操作的穿刺针进行连续的观察。在一些目标神经难以显示的治疗操作中，斜面内成像方式是很有用处的。例如，股神经（位于股动脉的下方和外侧）走行于髂肌和高回声的筋膜之间时是扁平状的，这样会导致超声影像上显示不清。这种情况下，斜面内成像要优于平面外成像技术，能够更清晰地显示进针过程中的针体和针尖。

在给患者进行超声引导介入治疗前必须进行足够的超声基础练习，包括在蓝色体模（图2-11）和高仿真模型（图2-12）的练习。

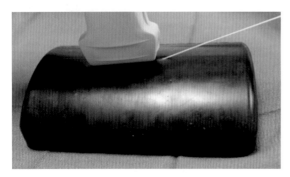

图2-11　蓝色超声练习体模

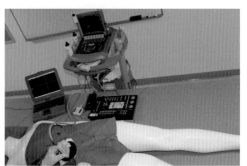

图2-12　高仿真超声练习模型

第二节　如何提高针的可视度

在超声引导注射的穿刺过程中，穿刺针的针尖和针体的显示必须清晰，最大限度减少可能发生的对血管、神经和周围软组织的损伤。绝大部分并发症的发生原因都是进针过程中未能清晰显示针体和识别针尖。通过规范的训练和经验的积累，熟练穿刺过程中对穿刺针的针体和针尖的追踪是精确、有效和安全超声引导介入治疗的关键。

一、穿刺针的选择

由于较粗的穿刺针具有更大的表面积，一方面能产生更加明显的声阻抗，另一方面更容易把超声束反射回探头，因此，较粗的穿刺针在超声影像上表现为更高的回声，更容易在超声图上得以显示。理论上，为了更好地显示穿刺针，在介入治疗中的穿刺针越粗越好；但实际上，太粗的穿刺针在穿刺过程中容易导致患者更多的不适或并发症。因此，在选择穿刺针的粗细时，必须在保证患者的舒适性和安全性的基础上尽量提高穿刺针的显示率。穿刺针的针尖表面不规则而且倾斜角更小，能很好地对超声束进行散射。穿刺过程中保持针尖的斜面向上有利于针尖在超声影像上的显示。若条件允许，也可以

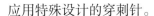

应用特殊设计的穿刺针。

二、进针点及进针角度的选择

在超声引导介入治疗中，皮肤进针点和进针角度的选择对针的可视性有很大影响。如果进针时穿刺针与超声探头的夹角太小，即进针太陡，那么由针反射回换能器的回声量会变小，从而降低针的可视度。为改善这一点，应尽可能以垂直超声探头或声束的方向进针，或者也可通过按压或倾斜超声探头来达到同样的目的。但许多超声引导介入治疗操作中采用线阵超声探头，按压或倾斜该探头时会对患者带来额外的不适，尤其是对慢性疼痛的患者。解决的方法为用曲线超声探头进行定位注射。但需要注意的是，曲线超声探头往往在探测较为表浅的目标时无法提供最佳的成像效果。

一般而言，进针时穿刺针相对于皮肤表面的最佳穿刺夹角应为 30°～45°，但在许多临床实际中，这样的进针角度并不一定都能实现，因此，研究者设计了回声发生穿刺针，以应对不能达到较理想进针角度的情况。此针有聚合材料的外膜，可增加组织和穿刺针界面间的声阻抗，提高超声影像的质量。

三、时间增益补偿与新技术的应用

超声仪上的"时间增益补偿"按键选项可依据不同深度调整图像的亮点。此外，增益补偿的改变和调整也使超声波波束穿过皮肤和组织时产生的超声描记伪影最小化，且可减少源自穿刺针主信号的伪影。

部分超声仪有"穿刺引导"或"穿刺增强"控制选项，可增加穿刺针的超声束反射回探头，从而提高针的可视度。

近年来，一些有 3D 功能的二维超声仪可以实时地将不同平面的图像组合显示在屏幕上，使操作者可以同时在两个或多个平面上观察解剖结构和穿刺针。此技术对改进穿刺针可视化和超声引导介入治疗有很大潜力。但这项技术比较新颖，尚待进一步完善和发展。

四、穿刺针微移动及多普勒应用

在某些情况下，即使穿刺针和探头对位良好且定位正确，穿刺针也很难观察清楚。在这种情况下，只要微移动一下整个穿刺针（或插入针中的导丝），图像就可以显示、定位穿刺针。据文献报道，将穿刺针做短距离的进出向或侧向活动，使相邻组织偏移，可以改善穿刺针路径和轨迹的可视性。但移动整个穿刺针会导致患者不适，而且在看不见针尖的情况下，可能会导致无意的组织损伤。

另一个可应用的技术是使用多普勒改善穿刺针的可视性。激活超声多普勒后，启动探头使超声多普勒以不同频率振动。然后利用扫描仪内设的量化功率多普勒程序，测量在不同频率下探头引起组织的振动幅度，即通过靶组织周围的组织振动，改善穿刺针的可视度。

五、穿刺针的水声定位

当通过超声影像估计穿刺针接近或到达靶目标，而针尖显示欠佳时，可通过穿刺针注入少量液体来协助确认针尖的位置和方向。进行这项操作时，通常先微移动刺入的穿刺针，观察周围组织的运动，然后注入少量液体，密切观察注入的少量液体所出现的小低回声或无回声区域，也可用多普勒观察新出现的彩色区域。水声定位可以应用灭菌水、生理盐水，或者注射局部麻醉药物或 5% 葡萄糖溶液。研究结果显示，5% 葡萄糖溶液可保护运动功能和反应，故推荐使用。

六、机械和光学导针装置

由于穿刺针与超声探头波束对位非常重要，因此，近年来研究者开发了多种用于稳定穿刺针和引导针路的装置，使穿刺针和超声换能器探头位置对准并同步，从而使穿刺路径始终保持在超声波束内（图 2-13 和图 2-14）。

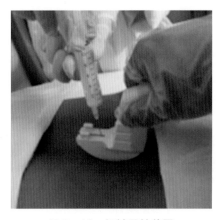 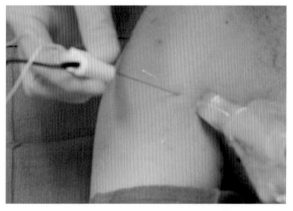

图 2-13　机械导针装置　　　　　　　　图 2-14　光学导针装置

七、应用神经刺激仪辅助定位针尖位置

肉毒毒素作用于神经肌肉接头处，因此，注射时针尖越接近靶肌肉的运动神经末梢，效果越佳。应用超声联合经皮神经刺激可有助于判断针尖与靶神经的位置关系。

（张速博　范胜诺　马超）

第三章　肌张力障碍

第一节　肌张力障碍的诊断

一、肌张力障碍的定义

1984 年，国际肌张力障碍医学研究基金会顾问委员会提出至今人们普遍接受的肌张力障碍的定义：一种不自主、持续性肌肉收缩引起的扭曲、重复运动或姿势异常的综合征。

二、肌张力障碍的分类

目前，可根据发病年龄、临床表现、病因、遗传基础、药物反应等因素对肌张力障碍进行综合分类，临床上常用的分类方法如下。

（一）根据发病年龄分型

1．早发型

患者年龄一般不大于 26 岁，患者通常先出现下肢或上肢的症状，症状常常累及身体其他部位。

2．晚发型

患者年龄一般大于 26 岁，症状常先累及颜面、咽颈或上肢肌肉，倾向于保持其局灶性或有限地累及邻近肌肉。

（二）根据症状分布分型

1．局灶型

单一部位肌群受累，如眼睑痉挛、书写痉挛、痉挛性构音障碍、痉挛性斜颈等。

2．节段型

2 个或 2 个以上相邻部位肌群受累，如颅颈肌张力障碍、轴性肌张力障碍等。

3．多灶型

2 个以上非相邻部位肌群受累。

4．全身型

下肢与其他任何节段型肌张力障碍的组合，如扭转痉挛。

5．偏身型

半侧身体受累，一般都是继发性肌张力障碍，常为对侧半球，尤其是基底节损害所致。

（三）根据病因分型

1. 原发性或特发性

肌张力障碍是临床上仅有的异常表现，没有已知病因或其他遗传变性病，如肌张力障碍综合征（dystonic syndrome，DYT），包括 DYT-1 型、DYT-2 型、DYT-4 型、DYT-6 型、DYT-7 型、DYT-13 型肌张力障碍。

2. 肌张力障碍叠加

肌张力障碍是主要的临床表现之一，但与其他的运动障碍疾病相关，没有神经变性病的证据，如 DYT-3 型、DYT-5 型、DYT-11 型、DYT-12 型、DYT-14 型、DYT-15 型肌张力障碍。

3. 遗传变性病

肌张力障碍是主要的临床表现之一，伴有一种遗传变性病的其他特征，如肝豆状核变性［威尔逊（Wilson）病］、脊髓小脑性共济失调、亨廷顿舞蹈病、帕金森综合征等。

4. 发作性肌张力障碍

表现为突然出现且反复发作的运动障碍，发作间期表现正常。依据诱发因素的不同分为 3 种主要形式：①发作性起动诱发的运动障碍（paroxysmal kinesigenic dyskinesia，PKD，DYT-9 型），由突然的动作诱发；②发作性过度运动诱发的运动障碍（paroxysmal exercise-induced dyskinesia，PED，DYT-10 型），由跑步、游泳等持续运动诱发；③发作性非运动诱发的运动障碍（paroxysmal nonkinesigenic dyskinesia，PNKD，DYT-8 型），可因饮用酒、茶、咖啡或饥饿、疲劳等诱发。

5. 继发性或症状性

肌张力障碍是已知其他神经系统疾病或损伤的一种症状，病因多样，如脑外伤后、颅内感染后、接触某些药物或化学毒物等。以下临床线索往往提示为继发性肌张力障碍：①起病突然，病程早期进展迅速；②持续性偏身型肌张力障碍；③早期出现固定的姿势异常；④除肌张力障碍外存在其他神经系统体征；⑤早期出现显著的延髓功能障碍，如构音障碍、口吃和吞咽困难；⑥混合性运动障碍，即肌张力障碍叠加帕金森症、肌强直、肌阵挛、舞蹈动作及其他运动障碍；⑦成人单个肢体的进展性肌张力障碍；⑧成人发病的全身性肌张力障碍。

三、肌张力障碍的诊断

肌张力障碍的诊断步骤为：首先明确是否肌张力障碍，其次明确肌张力障碍是原发性还是继发性，最后明确肌张力障碍的病因。

肌张力障碍是一种具有特殊表现形式的不自主运动，多以异常的表情姿势和不自主的变换动作而引人注目。肌张力障碍所累及肌肉的范围和肌肉收缩强度变化很大，因此，临床表现各异。但某些特征性表现有助于肌张力障碍与其他形式的运动障碍的鉴别，主要鉴别要点如下。

（1）肌张力障碍时不自主运动的速度可快可慢，可以不规则或有节律，但在收缩的顶峰状态有短时持续，呈现一种奇异动作或特殊姿势。

（2）不自主动作易累及头颈部肌肉（如眼轮匝肌、口轮匝肌、胸锁乳突肌、头颈夹肌等），躯干肌，肢体的旋前肌、指腕屈肌、趾伸肌和跖屈肌等。

（3）发作间歇时间不定，但异常运动的方向及模式几乎不变，受累的肌群较为恒定，肌力不受影响。

（4）不自主动作在随意运动时加重，在休息睡眠时减轻或消失，可呈现进行性加重。晚期症状持续，受累肌群广泛，可呈固定扭曲痉挛畸形。

（5）病程早期可因某种感觉刺激而使症状意外改善，这被称为感觉诡计。

（6）症状常因精神紧张、生气、疲劳而加重。

肌张力障碍这种异常运动的持续性、模式化、特定条件下加重的特点使肌张力障碍有别于肌阵挛时单一、电击样的抽动样收缩，也不同于舞蹈病变换多姿、非持续性的收缩。震颤显然不同于肌张力障碍，但姿势性震颤可能是特发性肌张力障碍的一种临床表现（如肌张力障碍性震颤），特发性肌张力障碍患者及其家族成员常伴有姿势性震颤；原发性震颤也是发生肌张力障碍的高危人群。实际上，肌张力障碍的临床诊断和分类仍主要依赖详细的病史询问和体格检查，尤其是对患者充分暴露于各种加重诱因时不自主运动的动态观察和记录。

四、肌张力障碍的鉴别诊断

除主要鉴别原发性和继发性外，注意事项如下。

1. 精神心理障碍引起的肌张力障碍

特点为常与感觉不适同时出现，有固定姿势，没有感觉诡计效用。无人观察时好转，心理治疗、自我放松及明确疾病性质后可好转甚至痊愈。

2. 器质性假性肌张力障碍

眼部感染、干眼症和眼睑下垂应与眼睑痉挛鉴别；牙关紧闭或颞下颌关节病变应与口－下颌肌张力障碍鉴别；颈椎骨关节畸形，外伤、疼痛或眩晕所致强迫头位、先天性颈肌力量不对称或第Ⅳ脑神经麻痹形成的代偿性姿势等应与痉挛性斜颈鉴别。其他需要鉴别的还有僵人综合征、后颅窝肿瘤、脊髓空洞症、裂孔疝－斜颈综合征等所表现的不正常姿势或动作。

五、关于肌张力障碍诊断原则和方法的推荐要点

1. 诊断和分类

（1）肌张力障碍的诊断和分类与临床上恰当的处置、预后判断、遗传咨询及其治疗高度相关。

（2）神经系统检查仅能在临床上鉴别原发性肌张力障碍与肌张力障碍叠加综合征，不能区别遗传变性病和继发性肌张力障碍的不同病因。

2. 遗传学检测在诊断和咨询中的应用

（1）对发病年龄小于30岁的原发性肌张力障碍的患者，推荐 DYT-1 基因检测及相关遗传咨询。

（2）对发病年龄大于30岁，但有早发病的罹患亲属，也可进行诊断性的 DYT-1 基因检测。

（3）对发病年龄大于 30 岁，表现为头颈部肌张力障碍，亦无早发病的罹患亲属，不推荐进行诊断性的 DYT-1 基因检测。

（4）对无症状的个体，包括年龄小于 18 岁、家族成员有罹患肌张力障碍者，不推荐进行诊断性的 DYT-1 基因检测。仅凭阳性的基因（DYT-1 等）检测结果不足以诊断肌张力障碍，除非临床上表现出肌张力障碍的特征。

（5）对所有早发、诊断不明的肌张力障碍患者，应当试用左旋多巴诊断性治疗。

（6）对肌阵挛累及上肢或颈部的患者，尤其是呈常染色体显性遗传的患者，应检测 DYT-11 基因。

（7）对 PNKD 患者，应检测 DYT-8 基因。

3. 神经生理检测在肌张力障碍诊断和分类中的应用

对肌张力障碍的诊断或分类不推荐常规的神经生理检测。但是，对于某些仅凭临床特征不足以诊断的病例，对其异常表现应用神经生理检测手段进行观察、分析是辅助诊断的有力工具。

4. 脑影像学在肌张力障碍诊断中的应用

（1）对成人发病、诊断明确的原发性肌张力障碍患者不推荐进行常规的脑影像学检查，因为检查显示无异常所见。

（2）筛查或排除继发性肌张力障碍需行脑影像学检查，特别是肌张力障碍症状累及较为广泛的儿童或青少年患者。

（3）除非怀疑脑钙化，否则脑 MRI 检查对肌张力障碍的诊断价值优于脑 CT 的。

（4）目前，几乎没有证据显示更复杂、高超的影像学技术（包括脑容量形态测量、弥散加权成像、功能核磁共振成像）对肌张力障碍的诊断或分类具有明显的价值。

第二节　肌张力障碍的评估

在肌张力障碍的分型中重要的症状学标准是异常运动的分布部位（如局灶性、节段性、全身性、偏侧性）。不自主运动的类型通常被描述为"移动"（固有的或缓慢运动型）或"固定"（异常姿势）。其诱发动作可通过病史或临床检查来确定。近年来，肌张力障碍研究小组（dystonia study group，DSG）推荐的肌张力障碍临床评定量表包括联合肌张力障碍评定量表（Unified Dystonia Rating Scale，UDRS）、Burke-Fahn-Marsden（BFM）量表和全球医师肌张力障碍评定量表（Physician Global Dysmyotonia Study，PGDS）。

一、肌张力障碍的评估

（一）联合肌张力障碍评定量表

借助 UDRS 量表对身体部位进行评分，包括眼睛和脸的上部、脸的下部、下颌和舌、咽喉、颈部、躯干、肩部或上臂（右侧和左侧）、前臂或手（右侧和左侧）、大腿（右侧和左侧）、小腿或足（右侧和左侧）。对评估的身体部位中的每个部位，UDRS 量表均具有严重程度和持续时间的评分。UDRS 量表的总分是严重程度和持续时间的总和。UDRS 量表的总分是 112 分（表 3 – 1）。

表 3 - 1　联合肌张力障碍评定量表

因子或部位	评分	标准
运动功能严重程度	0	无
	0.5	偶尔（25% 以下的时间，中等严重程度）
	1.0	偶尔（25% 以下的时间，最大严重程度）
	1.5	间断（25%～50% 的时间，中等严重程度）
	2.0	间断（25%～50% 的时间，最大严重程度）
	2.5	频繁（50%～75% 的时间，中等严重程度）
	3.0	频繁（50%～75% 的时间，最大严重程度）
	3.5	持续（超过 75% 的时间，中等严重程度）
	4.0	持续（超过 75% 的时间，最大严重程度）
眼睛和脸的上部	0	无
	1.0	轻度：眨眼增加或有轻微的前额皱纹（不大于 25% 的最大强度）
	2.0	中度：闭眼，未紧闭或者无显著的前额皱纹（大于 25% 且不大于 50% 的最大强度）
	3.0	重度：紧闭眼，能在 10 s 内睁眼或有显著的前额皱纹（大于 50% 且不大于 75% 的最大强度）
	4.0	最重：紧闭眼，不能在 10 s 内睁眼或有很深的前额皱纹（超过 75% 的最大强度）
脸的下部	0	无
	1.0	轻度：下面部扮鬼脸，伴轻微的嘴变形（不大于 25% 的最大值）
	2.0	中度：下面部扮鬼脸，伴中度的嘴变形（大于 25% 且不大于 50% 的最大值）
	3.0	重度：显著的扮鬼脸伴严重的嘴变形（大于 50% 且不大于 75% 的最大值）
	4.0	最重：很严重的扮鬼脸伴极端的嘴变形（大于 75% 的最大值）
下颌和舌	0	无
	1.0	轻度：张开下颌或伸舌不大于 25% 可能范围，或者用力地磨牙但没有夜磨牙症

续表 3 - 1

因子或部位	评分	标准
下颌和舌	2.0	中度：张开下颌或伸舌大于 25% 且不大于 50% 可能范围或者用力地磨牙伴有轻度的夜磨牙症，继发于肌张力障碍
	3.0	重度：张开下颌和/或者伸舌大于 50% 而不大于 75% 可能范围或者用力地磨牙伴有显著的夜磨牙症，继发于肌张力障碍
	4.0	最重：张开下颌，或者伸舌大于 75% 可能范围，或者用力地磨牙但无力张口
咽喉	0	无
	1.0	轻度：几乎小到仅能发现声嘶，或者声音哽咽，或者偶尔有声音中断
	2.0	中度：具有明显的声嘶，或者声音哽咽，或者经常有声音中断
	3.0	重度：具有显著的声嘶，或者声音哽咽，或者有持续的声音中断
	4.0	最重：不能发音
颈部	0	无
	1.0	轻度：从中立位开始的头部运动不大于 25% 的可能正常范围
	2.0	中度：从中立位开始的头部运动大于 25% 且不大于 50% 的可能正常范围
	3.0	重度：从中立位开始的头部运动大于 50% 且不大于 75% 的可能正常范围
	4.0	最重：从立中位开始的头部运动大于 75% 的可能正常范围
肩部和上肢近端（右侧和左侧）	0	无
	1.0	轻度：肩部或上臂运动不大于 25% 的可能正常范围
	2.0	中度：肩部或上臂运动大于 25% 且不大于 50% 的可能正常范围
	3.0	重度：肩部或上臂运动大于 50% 且不大于 75% 的可能正常范围
	4.0	最重：肩部或上臂运动大于 75% 的可能正常范围

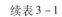

续表 3-1

因子或部位	评分	标准
上肢远端和手包括肘关节（右侧和左侧）	0	无
	1.0	轻度：上肢远端或手的运动不大于25%的可能正常范围
	2.0	中度：上肢远端或手的运动大于25%且不大于50%的可能正常范围
	3.0	重度：上肢远端或手的运动大于50%且不大于75%的可能正常范围
	4.0	最重：上肢远端或手的运动大于75%的可能正常范围
骨盆和下肢近端（右侧和左侧）	0	无
	1.0	轻度：骨盆倾斜，或者下肢或臀部的运动不大于25%的可能正常范围
	2.0	中度：骨盆倾斜，或者下肢或臀部的运动大于25%且不大于50%的可能正常范围
	3.0	重度：骨盆倾斜，或者下肢或臀部的运动大于50%且不大于75%的可能正常范围
	4.0	最重：骨盆倾斜，或者下肢或臀部的运动大于75%的可能正常范围
下肢远端和足包括膝关节（右侧或者左侧）	0	无
	1.0	轻度：下肢远端或足的运动不大于25%的可能正常范围
	2.0	中度：下肢远端或足的运动大于25%且不大于50%的可能正常范围
	3.0	重度：下肢远端或足的运动大于50%且不大于75%的可能正常范围
	4.0	最重：下肢远端或足的运动大于75%的可能正常范围
躯干	0	无
	1.0	轻度：躯干屈曲不大于25%的可能正常范围
	2.0	中度：躯干屈曲大于25%且不大于50%的可能正常范围
	3.0	重度：躯干屈曲大于50%且不大于75%的可能正常范围
	4.0	最重：躯干屈曲大于75%的可能正常范围

（二）Burke-Fahn-Marsden 量表

借助 BFM 评定量表对 9 个因素（包括眼睛、嘴、言语和吞咽、颈、躯干、右侧和左侧的上肢和下肢）的肌张力障碍进行评估。对上肢和下肢用各自的评分标准，不区分近端和远端肢体。每个身体部位的严重程度评分范围均从 0（无肌张力障碍）到 4（严重的肌张力障碍）。诱发因子的评分是评估发生肌张力障碍的情形，范围从 0（无肌张力障碍）到 4（休息时出现肌张力障碍）。眼睛、嘴和颈部的得分在记入总分前先乘以 0.5。BFM 量表的总分是诱发因子、严重程度和权重因子的总和。BFM 量表的总分为 120 分（表 3-2 和表 3-3）。

表 3-2　BFM 评定量表

因素	诱发因子	严重系数	权重	结果
眼睛	0～4	×（0～4）	0.5	0～8
嘴	0～4	×（0～4）	0.5	0～8
言语和吞咽	0～4	×（0～4）	1.0	0～16
颈部	0～4	×（0～4）	0.5	0～8
上肢（右）	0～4	×（0～4）	1.0	0～16
上肢（左）	0～4	×（0～4）	1.0	0～16
躯干	0～4	×（0～4）	1.0	0～16
下肢（右）	0～4	×（0～4）	1.0	0～16
下肢（左）	0～4	×（0～4）	1.0	0～16

最大值为 120 分。

表 3-3　BFM 等级系数

因素	等级系数	标准
全面	0	休息或者活动时没有肌张力障碍
	1	仅在特殊活动时出现肌张力障碍
	2	多数活动中出现肌张力障碍
	3	肢体远端的运动或者休息间歇期出现肌张力障碍
	4	休息时存在肌张力障碍
言语和吞咽	1	偶见，任一种或两者具备
	2	任一种频发
	3	任一种频发，而且另一种偶见
	4	两者频发
眼睛	0	无肌张力障碍
	1	轻微：偶见眨眼
	2	轻度：频繁眨眼，无持久的闭目痉挛

续表 3-3

因素	等级系数	标准
	3	中度：持久地眼睑闭合、痉挛，但大多数时间睁眼
	4	重度：持久地眼睑闭合、痉挛，至少30%的时间闭眼
嘴	0	无肌张力障碍
	1	轻微，偶见扮鬼脸或其他嘴部运动（如下颌张开或紧闭、舌头运动）
	2	轻度，至少50%的时间出现运动
	3	有中度张力障碍性运动，或者收缩见于大多数时间
	4	有重度张力障碍性运动，或者收缩见于大多数时间
言语和吞咽	0	正常
	1	轻微受累，言语易懂，或者偶尔哽咽
	2	言语理解有一定困难，或者经常哽咽
	3	言语理解有显著的困难，或者对固体食物吞咽无力
	4	完全或几乎完全构音障碍，或者吞咽软食和液体显著困难
颈部	0	无肌张力障碍
	1	轻微，偶见斜颈
	2	明显的斜颈，但轻度
	3	中度斜颈
	4	重度斜颈
上肢	0	无肌张力障碍
	1	轻微肌张力障碍，无临床意义
	2	轻度：有明显的肌张力障碍，但未使其失去能力
	3	中度：能够抓握，伴有一些手动功能
	4	重度，无有用的抓握
躯干	0	无肌张力障碍
	1	轻微屈曲，无临床意义
	2	明确的屈曲，但未妨碍站立或行走
	3	中度屈曲，妨碍站立或妨碍行走
	4	重度屈曲，不能站立或不能行走
下肢	0	无肌张力障碍
	1	轻微肌张力障碍，但未引起功能缺损，无临床意义
	2	轻度肌张力障碍，能快速和独立地行走
	3	中度肌张力障碍，严重影响行走或需要助行器
	4	重度肌张力障碍，受累下肢不能站立或行走

（三）全球医师肌张力障碍评定量表

PGDS 量表是较简单的评价量表，包括人体的 10 个区域，得分从 0 分（0 分为身体部位无肌张力障碍，1 分为最小的肌张力障碍，5 分为中度的肌张力障碍，10 分为重度的肌张力障碍）起，总分最高为 100 分。

检查的 10 个身体部位是：①眼睛和脸的上部；②脸的下部；③下颌和舌；④咽喉；⑤颈部；⑥肩部和上臂；⑦前臂和手（包括肘部）；⑧骨盆和大腿；⑨小腿和足；⑩躯干。

二、痉挛的评估

痉挛是上运动神经元损伤而导致的感觉运动控制障碍，表现为间歇性或持续性的肌肉不自主的活动，是临床常见肌张力增高的一种形式。临床常用的评估量表如下。

（一）改良 Ashworth 量表

改良 Ashworth 量表（Modified Ashuorth Scale，MAS）由 Richard W. Bohannon 和 Melissa Smith 于 1987 年创建，目前在国内外得到广泛使用（表 3 – 4）。

表 3 – 4　改良 Ashworth 量表

级别	评分标准
0	肌张力不增加，被动活动患侧肢体在整个范围内均无阻力
I	肌张力稍增加，被动活动患侧肢体到终末端时有轻微的阻力
I$^+$	肌张力稍增加，被动活动患侧肢体时在前 1/2 关节活动范围（range of motion，ROM）中有轻微的"卡住"感觉，后 1/2 ROM 中有轻微的阻力
II	肌张力轻度增加，被动活动患侧肢体在大部分 ROM 内均有阻力，但仍可以活动
III	肌张力中度增加，被动活动患侧肢体在整个 ROM 内均有阻力，活动比较困难
IV	肌张力高度增加，患侧肢体僵硬，阻力很大，被动活动十分困难

以上肢屈肘肌群为例，患者取仰卧位，检查者将患者肘关节从可达到的最大屈曲角度伸展到可达到的最大伸展角度，时间约为 1 s。操作时，检查者握住患者前臂远端接近腕关节处，并于伸展患者肘关节时，在其肘关节近心端处固定上肢。将患者前臂置于旋后中位，重复操作 5 ～ 8 次。

（二）临床痉挛指数

20 世纪 80 年代，加拿大学者 Levin 和 Hui-Chan 根据临床的实际应用，提出一个定量评定痉挛量表临床痉挛指数（clinic spastcity index，CSI），包括腱反射、肌张力和阵挛，主要用于脑损伤和脊髓损伤后下肢痉挛的评定（表 3 – 5）。经过大量的临床试验研究，国内外学者认为，CSI 对于下肢痉挛的评价优于改良的 Ashworth 量表。

表 3 -5　临床痉挛指数

等级分值	腱反射	肌张力	阵挛
0 分	无反射	无阻力（软瘫）	—
1 分	反射减弱	—	无阵挛
2 分	反射正常	阻力降低（低张力）	阵挛 1 ～ 2 次
3 分	反射活跃	—	阵挛 2 次以上
4 分	反射亢进	正常阻力	—
6 分	—	阻力轻到中度增加	—
8 分	—	阻力中度增加	—

结果判断：0 ～ 6 分，表示无痉挛；7 ～ 9 分，表示轻度痉挛；10 ～ 12 分，表示中度痉挛；13 ～ 16 分，表示重度痉挛。

（三）Oswestry 等级量表

Oswestry 等级量表（表 3 -6）主要用于评价肌张力的级别。通过运动功能的综合评定来了解患者的功能状况。同时，也考虑到姿势反射及脑干、脊髓对肌张力的影响。

表 3 -6　Oswestry 等级量表

级别	痉挛程度	功能状态
0	仅有肌痉挛	不能活动，肌紧张性反射或脊反射存在
1	严重肌痉挛	活动非常困难。肢体仅呈痉挛协同模式或肢体仅呈总体屈曲状态
2	严重痉挛	活动困难。呈明显的痉挛协同模式，可存在屈曲和伸展两种状态。患者可屈曲处于伸展位置的肢体及可伸展处于屈曲位置的肢体，有或无近端关节的活动
3	中度痉挛	可活动，呈痉挛模式。在远端关节（踝关节或腕关节）存在小范围的活动
4	轻度痉挛	肢体在抗阻运动或身体其他部位用力时，远端关节可在较大范围中活动
5	无痉挛	活动正常。不存在痉挛模式

（四）髋内收肌群张力分级评定表（Aductor Tone Rating）

髋内收肌群张力分级评定见表 3 -7。

表 3 -7　髋内收肌群张力分级评定

级别	评分标准
0	肌张力不增加
1	肌张力增加，髋关节在一个人的帮助下很容易外展到 45°
2	髋关节在一个人的帮助下少许用力后可以外展到 45°
3	髋关节在一个人的帮助下中度用力后可以外展到 45°
4	需要 2 个人才能将髋关节外展到 45°

（五）Penn 痉挛频率量表

Penn 痉挛频率量表（Penn Ppasm Frequency Scale）用于评定脊髓损伤患者每小时双下肢痉挛出现的频率，以了解患者痉挛的程度，有利于治疗前、后比较。评分标准为：0 分，表示无痉挛；1 分，表示轻度痉挛，可由刺激引起；2 分，表示每小时痉挛出现1 次；3 分，表示每小时痉挛出现 2～9 次；4 分，表示每小时痉挛出现 10 次及以上。

（六）每天痉挛频率量表（Spasm Frequency Scale）

每天痉挛频率量表适用于每天的痉挛频率评定。评分标准为：0 分，表示无痉挛；1 分，表示每天有 1 次痉挛；2 分，表示每天有 2～5 次痉挛；3 分，表示每天有 6～9 次痉挛；4 分，表示每天有 10 次及以上痉挛。

第三节　肌张力障碍的治疗

肌张力障碍的治疗原则应根据肌张力障碍患者的具体情况，权衡利弊，选择一般支持治疗、口服药物、物理因子治疗、肉毒毒素注射治疗和手术治疗等综合措施，以实现运动功能的最大改善（图 3 -1）。

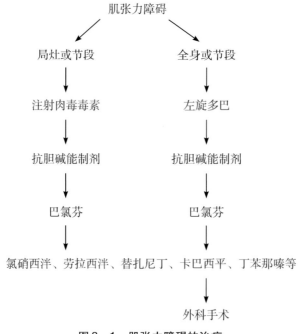

图 3 -1　肌张力障碍的治疗

一、一般支持治疗

首先要对患者进行心理治疗，与患者及家属充分沟通，理解疾病的性质，建立对疗效的合理预期。加强心理疏导，避免焦虑、紧张、情绪波动，提高自我控制能力。多种感觉训练方法对局灶性肌张力障碍患者有益。生物反馈治疗、脊髓刺激治疗也有助于减轻症状、改善功能。特殊生活技能训练，佩戴墨镜、眼镜支架或颈托，使用矫形器械等可能有助于某些患者的症状缓解，并减轻致残程度。可选择或结合应用祖国传统医学、理疗、体疗、按摩及太极拳、气功等行之有效的方法。

二、病因治疗

明确肌张力障碍的病因，有利于其长期、根本的治疗，目前，仅对一些症状性肌张力障碍采用特异性治疗。与 Wison 病相关的肌张力障碍综合征可用 D - 青霉胺或硫酸锌以促进铜盐排泄，对多巴反应性肌张力障碍（dopa-responsive dystonia，DRD）可用左旋多巴替代治疗，对药物诱发的患者可及时停药并应用拮抗剂治疗，对由精神抑制剂引起的急性肌张力障碍主要使用抗胆碱能制剂。裂孔疝 - 斜颈综合征在胃部手术及病因治疗后，斜颈及异常运动可完全消失。

三、药物治疗

（一）口服药物

肌张力障碍是一组不同病因、表现多样的综合征，患者功能障碍的程度难以定量，存在多种不同因素对患者临床表现的影响，且部分患者可以自行缓解，故总的药物疗效比较、评价较为困难。多数口服药物作用轻微或短暂，加大剂量时运动症状可有改善，但会出现患者不能耐受的全身毒副作用，如嗜睡、反应迟钝、口干、胃肠道不适、情绪异常等。

1. 抗胆碱能药物

抗胆碱能药物包括苯海索、普罗吩胺、苯扎托品等。苯海索可用于全身和节段型肌张力障碍，对儿童和青少年可能更为适宜。对长期应用抗精神病药物所致的迟发性肌张力障碍，抗胆碱能制剂常有较好疗效。对抗精神病药物、甲氧氯普胺等引起的急性肌张力障碍，也主要使用抗胆碱能制剂。

2. 抗癫痫药物

抗癫痫药物包括苯二氮䓬类药物、卡马西平、苯妥英钠等，主要对发作性运动性肌张力障碍有效。

3. 抗多巴胺能药物

Ⅳ级证据的研究报道提示，应用经典抗精神病药（如氟哌啶醇或哌迷清）可以缓解肌张力障碍的症状。

4. 多巴胺能药物

左旋多巴及多巴胺受体激动剂包括复方左旋多巴、麦角乙脲、麦角溴胺等。对在儿童期发病，具有全身及节段型肌张力障碍的患者，应首选左旋多巴进行治疗。小剂量开始，每天 50 ～ 75 mg，必要时逐渐加量。若试用 4 ～ 12 周仍无效，可撤药，以排除 DRD 的诊断。

5. 肌松剂

巴氯芬为 GABA 受体激动剂，对部分口 - 下颌等局灶或节段型肌张力障碍可能有效。

（二）肉毒毒素治疗

A 型肉毒毒素注射可引起局部的化学性去神经支配作用，可迅速消除或缓解肌肉痉挛，重建主动肌与拮抗肌之间的力量平衡，改善肌肉异常或过度收缩相关的疼痛、震颤、姿势异常、运动障碍等表现，明显提高患者的生活质量，故成为治疗肌张力障碍的有效手段。

（三）鞘内注射巴氯芬

对严重的全身型肌张力障碍患者，可应用鞘内注射巴氯芬，特别是伴有严重痉挛状态的患者可能从中受益。总体上，不同中心的治疗结果变化很大。目前的所有报道都有Ⅳ级证据支持。手术风险不大，但需要更换给药泵和进行随访，且存在药物相关的不良反应、可能的感染和长期使用装置故障等问题。目前，应用这种方法治疗原发性肌张力障碍的证据不足。继发性肌张力障碍合并痉挛状态的患者也可试用这种方法。

四、神经外科治疗

（一）脑深部电刺激术

苍白球内侧部或丘脑持续电刺激已应用于各种肌张力障碍的治疗，主要是用于药物治疗无效的患者。原发性肌张力障碍在脑深部电刺激术（deep brain stimulation，DBS）植入后肌张力障碍评分改善 40%～90%，继发性肌张力障碍的改善则不如原发性肌张力障碍。通常 DBS 植入后肌张力障碍性动作（迅速、肌阵挛和震颤样特征）可能在术后即刻或数小时至数日内改善，而肌张力障碍性姿势（强直样特征）一般要经过数周至数月才能改善。DBS 需要考虑手术相关的并发症、刺激导致的不良反应和硬件相关的安全问题。

原发（家族性或散发性）全身型或节段性肌张力障碍和难治的痉挛性斜颈是苍白球 DBS 的最佳适应证。一些学者认为丘脑腹外侧是继发性肌张力障碍的适合靶点。近年来，以丘脑底核为靶点治疗肌张力障碍的报道有所增加。

总之，对于药物和肉毒毒素治疗不能充分改善症状的全身型肌张力障碍，DBS 被认为是有效的二线治疗。

（二）选择性外周神经和肌肉切除

英国国立临床研究院于 2004 年 8 月发表了选择性外周神经切除术用于痉挛性斜颈的治疗指南，该手术适用于经药物治疗或反复肉毒毒素注射没有反应的痉挛性斜颈患者，必要时可以附加肌肉切除术。合并显著的肌张力障碍性动作（迅速、肌阵挛样特征）或合并头部震颤者不适合这种治疗。总体上，1/3～2/3 的患者可以获得长期、有效的改善。

（三）射频毁损

单侧或双侧丘脑或苍白球立体定向射频消融一直是严重和难治性肌张力障碍首选的外科治疗方法，但只有少量数据可用来比较丘脑毁损术和苍白球毁损术的疗效。对于继发性肌张力障碍患者，无论接受何种手术，其症状都只有部分改善，两种手术方式的预后没有差别。由于双侧射频消融手术的严重不良反应的风险较高，不再推荐。

（范胜诺　闵瑜）

第四章 肉毒毒素药理与临床应用

第一节 肉毒毒素概述

一、肉毒毒素的历史

肉毒毒素是厌氧的肉毒梭状芽孢杆菌（*clostridium botulinum*）在生长繁殖过程中产生的一种细菌外毒素。根据其抗原性不同，将其分为 A 型、B 型、C 型、D 型、E 型、F 型和 G 型七个型，其中，C 型有 C1 和 C2 两个亚型，引起人类中毒的主要是 A 型、B 型和 E 型。

肉毒毒素是一种强烈的神经毒素，是人类已知的毒性较强物质。它可抑制胆碱能神经末梢释放乙酰胆碱，导致肌肉松弛性麻痹。呼吸肌麻痹后可引起死亡。

1817 年，德国医生 Justinus Kerner 首先详细描述了进食含肉毒毒素的食物引起中毒症状的病例，并推论这种毒素作用于运动神经和自主神经系统。1895 年，比利时微生物学家 Emile Pierre Marie van Ermengem 调查了当时一次因进食火腿引起的集体中毒事件，从尸体和残留的火腿中分离了致病的肉毒杆菌，并为之命名。1920 年，美国的 Hermann Sommer 博士首次提取 A 型肉毒毒素。在此基础上，美国著名肉毒毒素专家 Edward J. Schantz 于 1946 年制成 A 型肉毒毒素结晶。20 世纪 70 年代，美国眼科医生 Alan B. Scott 从肉毒毒素中毒患者最早出现视力模糊、眼睑下垂、瞳孔散大和复视等眼部症状，并缓慢恢复的过程中得到启示，设想将肉毒毒素用于眼科疾病的治疗，与 Schantz 合作进行动物实验成功后，开始以 A 型肉毒毒素治疗痉挛性斜视，此后又扩展到面肌痉挛、痉挛性斜颈、肢体肌张力障碍等神经科和耳鼻喉科病症的治疗。1989 年，美国食品药品管理局（Food and Drug Administration，FDA）首先批准了由 Scott 和 Schantz 联合开发的 A 型肉毒毒素作为临床治疗用药，这是世界上第一个用于临床的微生物毒素。

二、肉毒毒素的命名

市场上的肉毒毒素产品并不具有相同的特征，在文献中很少提及商品名。基础研究者应用 BoNT、BoTx 这几种缩写名称代表未经加工的肉毒毒素。BoNT-A 指 A 血清型的肉毒毒素。BTX 指肉毒毒素成品，这一名称使用了 20 多年。BTX-A 指 A 型肉毒毒素。21 世纪初期，中国兰州生物产品研究所将 BTX-A 用于产品名称。因此，2009 年，FDA 使用美国命名委员会术语命名肉毒毒素，将 A 型肉毒毒素保妥适（Botox）命名为

OnabotulinutoxinA，将 A 型肉毒毒素 Dysport 命名为 AbobotulinutoxinA，将 A 型肉毒毒素 Xeomin 命名为 incobotulinutoxinA，将 B 型肉毒毒素 Myobloc 命名为 rimabotulinutoxinB。当讨论不同肉毒毒素产品时，需要注意其临床剂量的差异。作为生物制剂，肉毒毒素的剂量以生物活性单位来表示，每种产品的单位不同。不同肉毒毒素产品的单位是不可相互转换的。

三、不同肉毒毒素的比较

现在市面上有两种类型的肉毒毒素可供临床使用，为 A 型肉毒毒素与 B 型肉毒毒素。其中，A 型肉毒毒素更有效。1989 年 12 月，美国爱力根公司（Allergan，Inc）获得 FDA 批准，将 A 型肉毒毒素以保妥适商品名上市，适应证为眼睑痉挛、斜视和颈部肌张力障碍。此后，由法国 Ipsen 药业公司经销的 Dysport、中国甘肃兰州生物制品研究所生产的衡力（Henli）A 型肉毒毒素、美国麦氏制药（Merz Pharmaceuticals）生产的 Xeomin 及 Medi-Tox 公司生产的 Meditoxin/Ncuronox 等同类产品相继问世（表 4-1）。Myobloc（Elan 公司，Ireland 生产）是目前唯一的 B 型肉毒毒素产品，最初被 FDA 批准用于治疗颈部肌张力障碍，由于其具有全身性抗胆碱能不良反应和高抗原性的特点，其应用受到限制。

表 4-1　美国批准的 A 型肉毒毒素比较

比较内容	商品名			
	Botox	Dysport	Xeomin	Myobloc
分子量	900 ku	500 ~ 900 ku	150 ku	700 ku
作用蛋白	SNAP25	SNAP25	SNAP25	VAMP
活性成分	A 型肉毒毒素复合体	A 型肉毒毒素复合体	A 型肉毒毒素复合体（不含络合蛋白）	B 型肉毒毒素复合体
性状	粉末	粉末	粉末	溶液
每瓶剂量	50 U 或 100 U	300 U 或 500 U	100 U	2 500 U、5 000 U 或 10 000 U
FDA 批准的适应证	眼睑痉挛、斜视、颈部肌张力障碍、眉间皱纹、多汗症、慢性偏头痛	眼睑痉挛、颈部肌张力障碍、眉间皱纹	眼睑痉挛、颈部肌张力障碍、眉间皱纹	颈部肌张力障碍
贮存条件（配制前/后）	2 ~ 8 ℃/ 2 ~ 8 ℃	2 ~ 8 ℃/ 2 ~ 8 ℃	25 ℃以下/ 2 ~ 8 ℃	2 ~ 8 ℃/ 2 ~ 8 ℃

四、肉毒毒素的结构特点

肉毒毒素的组成成分复杂，不同的肉毒毒素成分亦有差异，其中，最主要的差别在于血清类型不同。目前，应用于人体的肉毒毒素只有 A 型和 B 型，两者对运动神经和自主神经系统的亲和力有本质上的区别。肉毒毒素是一种分子量为 300～900 ku 的复合物。每个肉毒毒素分子都是一种分子量约为 150 ku 的单链多肽，由 100 ku 的重链（H 链）和 50 ku 的轻链（L 链）构成。两者通过二硫键结合，并与锌原子相交联。在静止状态下，这种 150 ku 的核心神经毒素分子由 1 个或多个相关蛋白质构成，这种蛋白质包含 3 个不同的功能区。结合结构区负责分子与特定细胞表面受体对接；转位结构区是催化结构区进入神经元细胞质的重要结构；催化结构区负责酶的活性，从而干扰神经递质的释放。与核心神经毒相关联的这些蛋白质通常被称为辅助蛋白或神经毒素络合蛋白，主要是血凝素，保护毒素以防止其在胃肠道内被消化。在中性至碱性 pH 环境中，蛋白复合物解离成游离的 150 ku 的神经毒素和高分子量的血凝素成分。Botox 的分子量最大，为 900 ku，并且含有最多的络合蛋白。Dysport 的分子量为 500～900 ku，它可以和多种蛋白质交联。Xeomin 最为独特，它是分子量只有 150 ku 的神经毒素，不含任何络合蛋白。

五、肉毒毒素的作用机制

所有的肉毒毒素都是通过阻断神经肌肉传导而产生临床效应。肉毒毒素作用于神经肌肉接头处，抑制突触前膜对神经介质乙酰胆碱的释放，引起肌肉松弛性麻痹。其作用机制可分为 4 个过程。

（1）H 链的羧基端受体识别位点与胆碱能神经末梢质膜上受体特异性结合。

（2）在受体介导下，通过能量依赖性的胞饮作用，肉毒毒素跨膜转运到细胞内时被神经末端的细胞膜包裹，在神经末梢内形成毒素囊泡。

（3）在细胞内，囊泡将 L 链释放到胞浆内，L 链具有阻断神经递质的功能结构。

（4）释放的 L 链具有锌肽链内切酶作用，能特异性切割胆碱能神经末梢突触前膜内的 SNARE 蛋白复合物（可溶性的 N－乙基－马来酰亚胺安－敏感因子－附着蛋白受体）。不同类型肉毒毒素作用于不同的 SNARE 蛋白，A 型、C 型和 E 型作用于 SNAP25（突触体相关蛋白，25 ku），B 型、D 型和 F 型作用于囊泡相关性膜蛋白，最终的结果都是阻止了乙酰胆碱的释放，阻断神经肌肉接头处的兴奋传递，这被称为肌肉的化学性去神经支配效应。这些反应都是不可逆的，这意味着肉毒毒素对神经肌肉效应器突触前膜结构的作用是永久的结合。理论上，这种永久的占领应该产生永久的作用，然而事实上肉毒毒素只是暂时性地阻断突触传递。当肉毒毒素阻断乙酰胆碱囊泡后，神经能够形成新的突触，以替代旧的突触，这个过程被称为芽生。当然，芽生并非意味着肉毒毒素作用的终止。芽生是暂时的，很快消退。当芽生完全去除后，原来的突触能够完全再生，而且这是一种完全取代原有突触功能的再生，神经肌肉接头恢复功能。这一过程目前还没有阻滞剂，因此，肉毒毒素的作用是短暂的。它的作用时间就是局部效应器官神经突触从损伤到再生所需要的时间。肉毒毒素肌内注射后 2～3 天即可发挥作用，作用高峰在注射后 2 周，维持在这个水平，2.5 个月后慢慢减退。如果进行腺体注射，作用时间可维持较久一些，为 6～9 个月。

六、肉毒毒素的免疫学特征

肉毒毒素是生物制剂，像所有的异种蛋白一样，会刺激免疫应答和抗体的产生。肉毒毒素单次注射的剂量是导致抗体产生，致使临床治疗失败的一个危险因素。这与不同肉毒毒素的不同免疫学特性相关。抗体产生导致治疗失败的风险与肉毒毒素的生物学活性无关，而与暴露于免疫系统的抗原相关。肉毒毒素在生产和储藏过程中，结构上的变化可以使其灭活而失去生物活性，但是其仍具有抗原性，可导致肉毒毒素抗体产生。因此，灭活的肉毒毒素决定了它的免疫学特性。当药物生物学活性高，它所含的灭活的肉毒毒素就少，每个质量单位的肉毒毒素抗原性就低，这意味着免疫品质高。反之，当药物生物学活性低，它所含的灭活的肉毒毒素就多，每个质量单位的肉毒毒素抗原性就高，这说明免疫品质低。所需的肉毒毒素数量与生物学效能之间的关系被称为特定生物活性，这是衡量肉毒毒素免疫学质量的一个参照指标，它的单位是 U/ng。

第二节　肉毒毒素的临床应用

一、肉毒毒素临床应用适应证

根据国内外 2017 年《肉毒毒素治疗专家共识》，肉毒毒素的临床应用适应证如下。

（一）运动障碍性疾病

1. 眼睑痉挛

眼睑痉挛包括特发性眼睑痉挛和梅格斯（Meige）综合征。可根据肌肉大小、数量、痉挛程度和治疗的反应来确定 BoNT 注射位点、剂量，采用多点注射方法，在眼睑周围肌相应位置皮下注射。对于有残存痉挛的患者，1 周后可追加注射。

（1）证据：3 项 I 级证据研究，5 项 II 级证据研究。

（2）疗效：不自主运动的频率减少，总体严重程度降低；开车、阅读、看电视、购物、走路等日常活动能力显著改善，眼部不适症状也能得到改善。

（3）不良反应：不良反应包括上睑下垂、视物模糊、复视、睑裂闭合不全、流泪增多、干眼加重、注射部位疼痛、血肿、头痛等。

（4）推荐：BoNT 应该被考虑作为眼睑痉挛用药（B 级推荐）；由于其疗效确切，专家认为 BoNT 是眼睑痉挛治疗的一线选择。

2. 面肌痉挛

面肌痉挛又名面肌抽搐或偏侧面肌痉挛症，是一种单侧面神经受刺激而产生不自主抽搐的病症，多为一侧。

（1）证据：2 项 II 级证据研究，1 项 III 级证据研究。

（2）疗效：改善痉挛发作的频率和强度，改善耳鸣、面部紧绷感等非运动症状。

（3）不良反应：面肌无力（口角下垂、闭目无力等）、流泪、眼睑下垂、局部水肿、视物模糊、干眼等。

（4）推荐：BoNT 治疗偏侧面肌痉挛的疗效显著（B 级推荐）；由于其疗效确切，专家认为 BoNT 是偏侧面肌痉挛治疗的一线选择。

3．痉挛性斜颈

一种以颈肌扭转或阵挛性倾斜为特征的锥体外系器质性疾病。临床分型包括旋转型、后仰型、前屈型、侧屈型和混合型。根据临床分型、痉挛严重程度等确定 BoNT 注射位点、剂量，在本书的第五章有详细介绍。

（1）证据：多项Ⅰ级证据研究，多项Ⅱ级证据研究。

（2）疗效：改善颈部肌张力障碍严重程度，改善头部的旋转、外展、前屈、后伸等异常运动，缓解颈部疼痛及肌张力障碍相关的颈部震颤，提高健康相关生活质量。

（3）不良反应：口干、吞咽困难、颈肌无力、咽喉痛、声音改变或声嘶、注射部位疼痛、全身疲乏等。

（4）推荐：BoNT 是颈部肌张力障碍治疗一线选择，应该被运用（A 级推荐）。

4．喉部肌张力障碍

喉部肌张力障碍又被称为痉挛性构音障碍，包括内收型、外展型和混合型。80% 的喉部肌张力障碍属于内收型痉挛性构音障碍，伴有声门不恰当闭合而出现的特征性痉挛性发音和窒息样发音中断。

（1）证据：一项Ⅰ级证据研究。

（2）疗效：提高患者的发音功能（如减少微扰、基频，改善声谱特征），改善语音障碍指数，改善讲话流利程度，延长发音最长时间。

（3）不良反应：一过性声音嘶哑、吞咽及呼吸困难等。

（4）推荐：BoNT 能大幅改善内收型痉挛性构音障碍（B 级推荐）。

5．肢体肌张力障碍

肢体肌张力障碍的肉毒毒素治疗见表 4 - 2。

表 4 - 2　肢体肌张力障碍的肉毒毒素治疗

项目	上肢局灶性肌张力障碍	下肢肌张力障碍
证据	1 项Ⅰ级证据研究、3 项Ⅱ级证据研究	1 项Ⅱ级证据研究相关病例报道*
疗效	改善痉挛严重程度、书写速度、书写模式和准确度	改善下肢痉挛症状
不良反应	暂时性无力、注射部位疼痛、肌肉僵硬和不适等	—
推荐	B 级	证据不足

治疗的要点为：解除痉挛同时避免靶肌肉过度麻痹，根据异常运动模式进行个体化治疗方案调整。

6．震颤

震颤的肉毒毒素治疗见表 4 - 3。

表 4-3　震颤的肉毒毒素治疗

项目	原发性手部震颤	头部震颤
证据	2 项Ⅱ级证据研究	1 项Ⅱ级证据研究（我国专家组定义证据等级）
疗效	减少震颤幅度，姿势性震颤较运动性震颤改善更明显	改善震颤幅度
不良反应	注射肌肉无力等	—
推荐	B 级	C 级

7．抽动障碍

（1）证据：1 项Ⅱ级证据研究（运动性抽动）。

（2）疗效：降低运动性抽动患者抽动频率和抽动意向；降低运动型抽动强度，减轻感觉先兆；发声性抽动缺乏临床试验证。

（3）不良反应：注射肌肉无力，发声性抽动可见吞咽困难及构音障碍等。

（4）推荐：BoNT 能明显改善运动性抽动障碍临床症状（B 级推荐）。

8．口下颌肌张力障碍

（1）证据：1 项Ⅱ级证据研究。

（2）不良反应：头痛、喉痛、吞咽困难和构音障碍等。

（3）推荐：BoNT 可改善口下颌肌张力障碍的严重程度（C 级推荐）。

除上述疾病外，通过选择合适的注射部位和治疗剂量，BoNT 还可以用于治疗面部联带动作、面肌颤搐、肌阵挛、不宁腿综合征、磨牙症、膈肌痉挛、帕金森病及其他神经系统变性病导致的肌张力障碍及异常姿势等。

（二）痉挛状态

1．上运动神经元损害所致上肢痉挛状态

（1）证据：多项Ⅰ级证据研究（卒中所致上肢痉挛状态）、多项Ⅰ级证据研究（脑性瘫痪所致上肢痉挛状态）。

（2）疗效：降低受累腕指屈肌的肌张力或痉挛状态程度；改善残疾程度；改善患者日常活动（如卫生、梳洗、穿衣等）；须配合物理/作业治疗（包括强制性使用）、支具或肌内效贴，使疗效最大化。

（3）不良反应：注射部位疼痛、无力等。

（4）推荐：BoNT 注射可改善卒中所致上肢痉挛状态，为主要治疗方法（A 级推荐）；同时，BoNT 注射可短期改善脑性瘫痪所致上肢痉挛（A 级推荐）。

2．上运动神经元损害所致下肢痉挛状态

（1）证据：多项Ⅰ级证据研究。

（2）疗效：降低肌张力，改善痉挛程度；减少多发性硬化继发下肢疼痛；改善被动功能；改善脑瘫后下肢痉挛患者下肢功能（步态、踝关节背屈）。

（3）不良反应：注射部位疼痛无力、不稳及跌倒增加等。

（4）推荐：BoNT 注射可改善成人上运动神经元损害所致下肢痉挛程度，为主要治

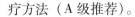

疗方法（A 级推荐）。

（三）自主神经功能障碍

1. 流涎症

（1）证据：1 项 I 级证据研究，4 项 II 级证据研究。

（2）疗效：明显改善患者流涎频率，减少唾液分泌量及严重性；选择双侧腮腺或下颌下腺。根据流涎症程度，推荐总剂量为 50 ～ 100 U，其中，腮腺的总剂量为 30 ～ 60 U，下颌下腺的总剂量 20 ～ 40 U。

（3）不良反应：注射过量可出现吞咽困难等。

（4）推荐：BoNT 注射可明显改善流涎症（A 级推荐）。

2. 多汗症

多汗症的肉毒毒素治疗见表 4 - 4。

表 4 - 4　多汗症的肉毒毒素治疗

项目	腋汗症	掌汗症	味汗症
证据	2 项 I 级证据研究、5 项 II 级证据研究	5 项 II 级证据研究	5 项 III 级证据研究
疗效	显著减少局部汗液分泌量，改善生活质量	每侧手掌注射 50 ～ 100 U，可显著改善出汗症状	显著改善出汗部位面积、复发时的严重程度等，剂量个体差异较大
不良反应	局部淤青、疼痛或远隔部位出汗增多等	轻微、短暂性的手部小肌肉力量减弱	局部淤青、疼痛
推荐	A 级	B 级	C 级

3. 下尿路功能障碍

下尿路功能障碍的肉毒毒素治疗见表 4 - 5。

表 4 - 5　下尿路功能障碍的肉毒毒素治疗

项目	神经源性膀胱过度活跃症	特发性膀胱过度活跃症	逼尿肌 - 括约肌协同失调症
证据	5 项 I 级证据研究、2 项 I 级证据研究	4 项 I 级证据研究	3 项 II 级证据研究
疗效	膀胱容量、膀胱顺应性、逼尿肌稳定性均改善	降低每天平均尿失禁发生次数、尿急发生次数，增大最大膀胱容量，提高生活质量	残余尿量和排尿期最大逼尿肌压力改善；对于脊髓脊膜突出儿童，在逼尿肌和外部尿道括约肌同时注射，疗效更佳
不良反应	尿路感染、排尿困难或尿潴留等	—	—
推荐	A 级	A 级	B 级

（四）疼痛相关疾病

1. 头痛

头痛的肉毒毒素治疗见表 4 - 6。

表 4 - 6　头痛的肉毒毒素治疗

项目	慢性偏头痛	发作性偏头痛	慢性紧张性偏头痛
证据	2 项 I 级证据研究	3 项 I 级证据研究	1 项 I 级证据研究、1 项 II 级证据研究
疗效	减少偏头痛发作天数；提高生活质量评分	不能减少偏头痛发作频率和时间	不能减少偏头痛发作频率和时间
不良反应	颈部肌肉疼痛、无力等	—	—
推荐	A 级	A 级（无效）	B 级（无效）

2. 三叉神经痛

（1）疗效：根据疼痛部位及扳机点采用皮下、皮内或黏膜下注射，注射 BoNT-A 后疼痛改善，部分患者可以获得完全缓解。

（2）不良反应：面部不对称、发僵感、注射部位水肿淤血、轻度眼睑下垂等。

3. 带状疱疹后神经痛

（1）疗效：根据皮损和感觉异常的位点选择受累区域多点皮下或皮内注射，明显减少疼痛及阿片类药物的使用。

（2）不良反应：局部肌肉发僵感、注射部位水肿、淤血等。

（五）新尝试

随着肉毒毒素临床应用的普及和开展，越来越多的新部位和新技术不断出现。例如，超声引导环咽肌肉毒毒素注射可治疗吞咽障碍，可治疗神经源性膀胱（详见第八章）。此外，肉毒毒素注射还可治疗抑郁症、雷诺现象等。目前，国内外已有文献报道，应用肉毒毒素注射可治疗颈痛、腰痛、膝骨性关节炎和卒中后肩痛等，但这些治疗需要积累相关的临床资料和开展多中心的随机对照试验观察其疗效（表 4 - 7）。

表 4 - 7　肉毒毒素应用的新尝试

项目	抑郁症	雷诺现象
证据	多项随机双盲研究	多项小型研究
疗效	在川字部位注射 BoNT-A，可治疗难治性抑郁症患者，其抑郁症状改善	手指疼痛缓解，手指血流改善，手指温度升高。有助于溃疡愈合

二、肉毒毒素禁忌证

（1）禁忌：对 BoNT 制品中任何成分过敏者。

（2）慎用：神经肌肉接头疾病（重症肌无力、Eaton-Larmbert 综合征及肌萎缩性侧

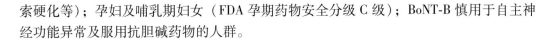

索硬化等）；孕妇及哺乳期妇女（FDA 孕期药物安全分级 C 级）；BoNT-B 慎用于自主神经功能异常及服用抗胆碱药物的人群。

三、中毒识别和处理

（1）中毒表现：急性、对称性、下行性迟缓性瘫痪，可表现为复视、构音障碍、发音困难和吞咽困难等。

（2）中毒处理：密切监护生命体征，尽早做好营养和呼吸支持治疗；应尽早进行抗毒素治疗，可以采用马源性七价抗毒素血清等，使用前须行血清敏感实验，过敏者需脱敏处理；若无继发感染，不推荐使用抗生素，抗胆碱酯酶药物可能有效。

四、长期疗效

研究结果表明，多次注射治疗后，患者的总体疗效、最佳疗效及最佳疗效的持续时间均优于首次治疗。

另外，多项研究结果证实了 BoNT 长期治疗的安全性和有效性。

五、疗效减退原因

疗效减退原因包括治疗方案不恰当，肌肉选择不准确，注射剂量不充分，出现继发性无应答产生。

继发性无应答处理包括应避免单次注射剂量过大；合理延长治疗间期（两次治疗间隔原则上应当超过 3 个月）；若抗体已产生，应停止 1 个周期治疗或改用 BoNT-B 继续治疗。

（刘翠翠　范胜诺　闵瑜）

第五章

超声引导下痉挛性斜颈肉毒毒素靶点注射技术

第一节　痉挛性斜颈概述

痉挛性斜颈是一种以颈肌扭转或阵挛性倾斜为特征的锥体外系器质性疾病。起病缓慢，临床表现为头部不随意地向一侧旋转，而颈部则向另一侧屈曲，症状可因情绪激动加重（图 5 - 1）。病情多变，从轻度或偶尔发作至难于治疗等不同程度。本病可持续终身，可导致限制性运动障碍和姿势畸形。病程进展缓慢，1 ～ 5 年后可呈停滞状态。部分患者发病后 5 年内可自发痊愈，通常为年轻发病，病情较轻。其发病率与性别和年龄相关，女性的发病率通常是男性的 1.5 ～ 1.9 倍；发病的高峰年龄为 50 ～ 60 岁。

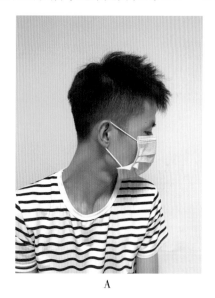 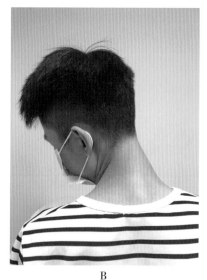

A B

A：前面观；B：后面观。

图 5 - 1　旋转型痉挛性斜颈前面观和后面观

一、病因

痉挛性斜颈的病因尚未明确，患者可能有家族史，但大多无明显病因。目前的观点为，有中枢性和外周性两种致病原因。中枢性病因可能是额顶部皮质、中脑被盖部或基底节等处病变。周围性病因可能是微血管对副神经的压迫、局部脱髓鞘，使离心和向心纤维之间产生短路，致异常冲动积累而产生头颈部肌肉异常收缩。情绪波动或劳累等因素会诱发该病。

二、临床表现

患者主要表现为头颈不正、颈部肌肉紧张（甚至局部隆起）、头被迫偏斜、难以活动。对有的患者可矫正片刻，但无法持久，很快又恢复原状。重者出现肩部上抬，影响上肢、面部肌肉的抽动等。情绪紧张或劳累时症状加重，安静和初醒时症状轻，入睡后症状消失。临床上痉挛性斜颈可分为轻度、中度和重度。轻型者肌痉挛的范围较小，仅有单侧发作，无肌痛；中型者双侧发作，有轻度肌痛；重型者不仅双侧颈肌受累，并可向邻近肌群，如肩部、颜面、胸肌及背部等肌群蔓延，且伴有严重肌痛。

（1）临床分型包括旋转型、后仰型、前屈型、侧屈型和混合型。对于旋转型患者，又根据头与纵轴有无倾斜，可分为3种亚型：水平旋转、后仰旋转和前屈旋转。

（2）查体。评估前让患者充分放松，在站立、行走和平躺时对头部的姿势进行评估。让患者头部向各个方向活动，通过触诊可感知患者颈部肌肉痉挛的程度，特别是协同肌有同步痉挛现象。根据患者重复斜颈的动作，可以初步判断受累的肌肉范围和斜颈所属类型。也可通过录像进行评估，以便随访。

（3）辅助检查。肌电图可显示主要和次要痉挛的肌肉，颈部 CT 或 MRI 可显示受累肌肉及肥大程度。脑电图和头颅 MRI 常用于排除诊断。

三、诊断与鉴别诊断

本病具有其特征性的临床表现，诊断较容易，但须与以下疾病相鉴别。

1. 癔病性斜颈

癔病性斜颈有致病的精神因素，发作突然，头部及颈部活动变化多端，无一定规律，经暗示后症状可随情绪稳定而缓解。

2. 继发性神经性斜颈

颈椎肿瘤、损伤或骨关节炎、颈椎结核等可导致继发性神经性斜颈。可出现颈椎间盘突出、枕大神经炎等，使颈部神经或肌肉受刺激，导致强直性斜颈。

同时，也须进一步排除迷路性斜颈、眼性斜颈、先天性颈椎畸形引起的骨性斜颈、先天性胸锁乳突肌挛缩引起的斜颈等。

四、治疗

1. 药物治疗

临床上常用的药物包括巴氯芬、多巴胺类药物、抗胆碱能制剂和镇静剂等。

2. 肉毒毒素治疗

肉毒毒素局部注射有很好的疗效。

3. 手术治疗

当患者保守治疗效果不佳或无效时，可考虑手术治疗，具体手术方式包括选择型颈肌切断术、选择型周围神经切断术和副神经根显微血管减压术等。

第二节 痉挛性斜颈的临床评估

目前，国际上普遍采用 Tsui 量表和多伦多痉挛性斜颈评估量表（Toronto Western Spasmodic Torticollis Rating Scale，TWSTRS）来进行评估。

Tsui 量表包括头歪斜的程度、头歪斜的时间、肩的抬举和头的震颤或抽搐。分数越高，斜颈越重。总分 $= A \times B + C + D$，最高分为 25 分（表 5 – 1）。

表 5 – 1 Tsui 量表

评分项目	评分内容	评分标准
A. 头歪斜程度（0～9分）	扭转、倾斜、前后屈曲	无（0分）、15°以下（轻度，1分）、15°～30°（中度，2分）、30°以上（重度，3分）
B. 头歪斜时间（0～2分）	—	无（0分）、间歇（1分）、持续（2分）
C. 肩的抬举（0～3分）	—	无（0分）、轻度间歇（1分）、轻度持续或中度间歇（2分）、重度持续（3分）
D. 头的震颤或抽搐（0～4分）	程度、时间	轻（1分）、重（2分）、间歇（1分）、持续（2分）

TWSTRS 量表分为三部分，包括斜颈严重程度、功能障碍评分和疼痛评分（表 5 – 2 至表 5 – 4）。

表 5 – 2 斜颈严重程度量表（最高分为 35 分）

项目	表现	分数	程度
最大偏移	旋转（转向左边或右边）	0	无（0°）
		1	轻微（1/4 范围以内，1°～22°）
		2	轻度（1/4～1/2 范围，23°～45°）
		3	中度（1/2～3/4 范围，46°～67°）
		4	重度（3/4 范围以上，68°～90°）
	侧屈（向左或向右倾斜，需排除肩部上提）	0	无（0°）
		1	轻度（1°～15°）
		2	中度（16°～35°）
		3	重度（35°以上）

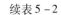

续表 5-2

项目	表现	分数	程度
最大偏移	前屈	0	无
		1	轻度的下颌向下移位
		2	中度向下移（最大范围约为 1/2）
		3	重度（下巴接近胸部）
	后仰	0	无
		1	轻度的头顶后移和下巴上移
		2	中度的后移（最大范围的约 1/2）
		3	重度（约全范围）
	侧向转移（左或右）	0	无
		1	有
	矢状面转移（向前或向后）	0	无
		1	有
持续因素（加权 ×2）	持续因素（加权 ×2）	0	无
		1	偶尔偏移（25% 以下的时间，大多数最大量以下）
		2	偶尔偏移（25% 以下的时间，通常最大量）或间歇性偏移（25%～50% 的时间，大多数最大量以下）
		3	间歇性偏移（25%～50% 的时间，通常最大量）或频繁偏移（50%～75% 的时间，大多数最大量以下）
		4	频繁偏移（50%～75% 的时间，通常最大量）或持续偏移（75% 以上的时间，大多数最大量以下）
		5	持续偏移（75% 以上的时间，通常最大量）
抗痉挛技巧的作用	—	0	使用一种或更多技巧完全缓解
		1	使用技巧部分或仅仅有限的缓解
		2	使用技巧几乎没有缓解
肩关节上抬或向前移位	—	0	无
		1	轻度（最大范围的 1/3 以下，间歇性或持续性）
		2	中度（最大范围的 1/3～2/3 和持续超过 75% 的时间）或严重（超过最大范围的 2/3 和间歇性）
		3	严重和持续

续表 5 - 2

项目	表现	分数	程度
关节活动度（无抗痉挛技巧的帮助下）	—	0	能够移动到对侧的末端位置
		1	能够移动头部过中线但不能到达末端
		2	移动头部勉强到达中线位置
		3	能够移动头部但不能超过中线
		4	能够在异常姿势下勉强活动头部
计时（直到 60 s），用于能够保持头部位置在中立位左右 10°之内的患者，在没有使用抗痉挛技巧的情况下（取 2 次的平均值）	时间	0	60 s
		1	46 ～ 60 s
		2	31 ～ 45 s
		3	16 ～ 30 s
		4	15 s 以内

表 5 - 3　功能障碍量表（最高分为 30 分）

项目	分数	程度
工作（职业或家务）	0	无困难
	1	平常水平的工作能够令人满意地完成，但一些工作受到斜颈的影响
	2	大部分活动不受限，特定的十分困难的活动可能在令人满意的情况下完成
	3	工作能力在平常作业水平之下，大部分活动受限，但一些活动能在不那么满意的情况下完成
	4	不能参与随意的或有报酬的工作；仍然能够完成一些家庭职责
	5	接近于无能力完成家庭职责
日常生活活动，如进食、穿衣或保持卫生（包括洗衣、刮胡子、梳洗等）	0	任何活动无困难
	1	活动不受限但受斜颈的一些影响
	2	大部分活动不受限，特定的十分困难和受阻的活动也可能完成，通过简单技巧
	3	大部分受限的或费力的活动仍可完成；可能需使用最大的技巧
	4	所有活动受损；一些活动不可能完成或需要协助
	5	在大部分的自我照顾活动中依赖他人

续表 5 – 3

项目	分数	程度
	0	无困难（从未开过车）
	1	不受限的驾驶能力，但受斜颈困扰
驾驶	2	不受限的驾驶能力，但需要技巧（包括触摸或捧着脸，托起头靠着头枕）来控制斜颈
	3	仅能驾驶一小段距离
	4	由于斜颈，常不能驾驶
	5	由于斜颈，不能驾驶，或不能作为乘客长时间在车里
	1	在正常坐位，阅读能力不受限，但受斜颈困扰
	2	在正常坐位，阅读能力不受限，但要求使用技巧来控制斜颈
阅读	3	不受限的阅读能力，但要求大量方法来控制斜颈，或仅能在非坐位下阅读
	4	由于斜颈，尽管使用技巧，但阅读能力仍然受限
	5	由于斜颈，不能连续阅读几个句子
	0	无困难
	1	在正常坐位，不受限的看电视能力，但受斜颈困扰
	2	在正常坐位，不受限的看电视能力，但需要使用技巧来控制斜颈
看电视	3	不受限的看电视能力，但需要大量方法来控制斜颈，或者仅能在非坐位下观看
	4	由于斜颈，看电视能力受限
	5	由于斜颈，不能持续看电视几分钟
	0	无困难
	1	活动不受限，但受斜颈困扰
户外活动，如购物、散步、看电影、聚餐和其他娱乐活动	2	活动不受限，但要求简单的技巧来完成
	3	由于斜颈，只有当他人陪同时才能完成活动
	4	由于斜颈，户外活动受限；特定活动不能完成或放弃
	5	曾经几乎没有参加过户外活动

表 5 – 4　疼痛量表（最高分为 20 分）

项目	分数	程度
疼痛严重性	0	无疼痛
	10	无法想象的剧痛

续表 5 - 4

项目	分数	程度
	0	无
	1	持续 10% 以下的时间
	2	持续 10%～25% 的时间
疼痛时长	3	持续 26%～50% 的时间
	4	持续 51%～75% 的时间
	5	持续超过 75% 的时间
	0	无来自疼痛的限制或干扰
	1	疼痛非常困扰，但无残疾出现
	2	疼痛确实干扰了一些活动，但不是致残的主要原因
因疼痛导致的残疾	3	疼痛导致（小于 1/2）但非全部残疾
	4	疼痛是活动障碍的主要原因；除此之外头部倾斜也是一些（小于 1/2）残疾的原因
	5	疼痛是残疾主要原因；在没有疼痛的情况下，大部分原本受限的活动可以满意完成，尽管有头部倾斜

评估最近 1 周由痉挛性斜颈引起的颈痛严重程度。

评分计算方法：［最差 + 最好 +（2×平常）］／4。

最好＿＿＿＿＿＿；最差＿＿＿＿＿＿；平常＿＿＿＿＿＿；得分＿＿＿＿＿＿。

第三节　痉挛性斜颈的相关肌肉及解剖

一、相关肌肉及解剖

1. 胸锁乳突肌

胸锁乳突肌解剖见图 5 - 2。

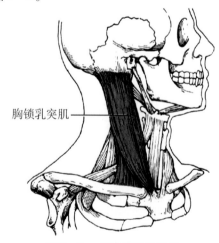

图 5 - 2　胸锁乳突肌解剖

（1）部位：颈部外侧浅层。

（2）起点：胸骨柄和锁骨内侧端。

（3）止点：颞骨乳突。

（4）神经支配：副神经。

（5）功能：一侧收缩，使头向同侧屈，脸转向对侧并稍向上仰（如射箭动作）。两侧同时收缩，若肌肉合力在寰枕关节额状轴的后面，可使头后伸；若肌肉合力在寰枕关节额状轴的前面，可使头前屈（如头顶球动作）。

2．斜角肌

斜角肌解剖见图 5 - 3。

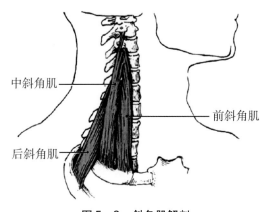

中斜角肌

后斜角肌

前斜角肌

图 5 - 3　斜角肌解剖

（1）部位：颈部外侧深层，分前斜角肌、中斜角肌和后斜角肌。

（2）起点：前斜角肌起于第 3—第 6 颈椎横突前结节，中斜角肌起于第 3—第 6 颈椎横突后结节，后斜角肌起于第 4—第 7 颈椎横突后结节。

（3）止点：前斜角肌和中斜角肌均止于第 1 肋骨上面；后斜角肌止于第 2 肋骨。

（4）神经支配：颈神经前支。

（5）功能：一侧收缩，使颈侧屈；若固定肋骨，可使颈前屈。

3．斜方肌

斜方肌解剖见图 5 - 4。

（1）部位：项部浅层、背部浅层。

（2）起点：上项线内 1/3，枕外隆凸，项韧带，第 7 颈椎棘突和全部胸椎棘突和棘上韧带。

（3）止点：上部纤维止于锁骨外 1/3，中部纤维止于肩峰和肩胛冈上缘外侧，下部纤维止于肩胛冈上缘。

（4）神经支配：副神经。

（5）功能：肩胛骨固定时，一侧上部纤维收缩，使颈向同侧屈，脸转向对侧；两侧同时收缩，使头后仰。

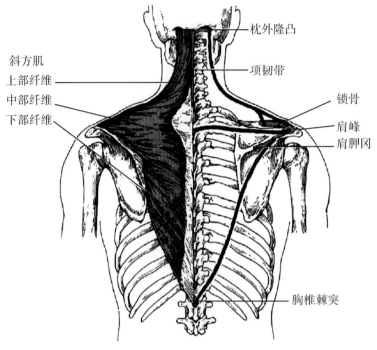

图 5-4　斜方肌解剖

4．头夹肌和颈夹肌

头夹肌和颈夹肌解剖见图 5-5。

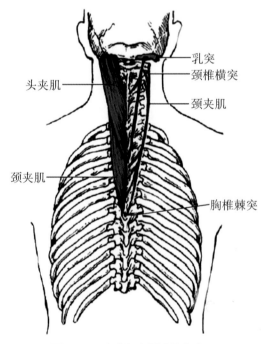

图 5-5　头夹肌和颈夹肌解剖

（1）部位：项部深层。

（2）起点：头夹肌起于项韧带下部、第 7 颈椎棘突和第 1—第 3 胸椎棘突，颈夹肌起于第 3—第 6 胸椎棘突。

（3）止点：头夹肌止于上项线外侧和颞骨乳突，颈夹肌止于第 1—第 3 颈椎横突后结节。

（4）神经支配：颈神经后支。

（5）功能：夹肌下部固定时，一侧收缩，使头向同侧侧屈和倾斜；两侧同时收缩，使头后仰。

5．头半棘肌和颈半棘肌

头半棘肌和颈半棘肌解剖见图 5－6。

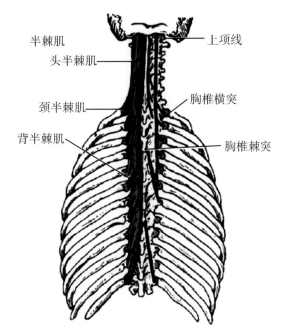

图 5－6　头半棘肌和颈半棘肌解剖

（1）部位：项部深层。

（2）起点：头半棘肌起于第 4—第 7 颈椎关节突、第 1—第 6 胸椎横突，颈半棘肌起于第 1—6 胸椎横突。

（3）止点：头半棘肌止于枕骨上、下项线之间，颈半棘肌止于颈椎棘突。

（4）神经支配：脊神经后支。

（5）功能：一侧收缩，使头转向同侧倾斜；两侧同时收缩，使头后仰。

6．肩胛提肌

肩胛提肌解剖见图 5－7。

（1）部位：项部深层。

（2）起点：第 1—第 4 颈椎横突。

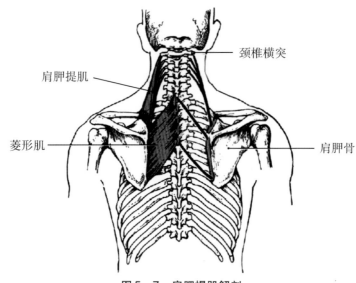

图 5-7　肩胛提肌解剖

（3）止点：肩胛骨上角和内侧缘上部。

（4）神经支配：第 3 和第 4 颈神经，肩胛背神经。

（5）功能：近端固定时，使肩胛骨上提；远端固定时，一侧收缩，使头颈向同侧侧屈、后伸；两侧同时收缩，使颈伸直。

二、临床分型及累及肌肉

痉挛性斜颈分为 5 种类型：旋转型、后仰型、前屈型、侧屈型和混合型。

1. 旋转型

旋转型（图 5-8）患者表现为头绕身体纵轴向一侧做痉挛性或阵挛性旋转。根据头与纵轴有无倾斜，可以分为 3 种亚型：水平旋转、后仰旋转和前屈旋转。旋转型是本病最常见的一种，以后仰型略为多见，水平型次之，前屈型较少。此外，根据肌肉收缩的情况，又可分为痉挛和阵挛 2 种。前者患者头部持久强直地旋向一侧，后者则频频来回旋动。

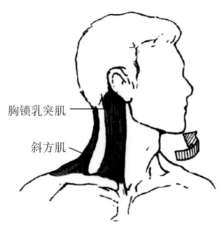

图 5-8　旋转型斜颈示意

2．后仰型

后仰型（图5-9）患者头部痉挛性或阵挛性后仰，面部朝上。其主要受累的肌肉为双侧颈后肌群，包括头夹肌、头半棘肌、颈半棘肌、最长肌、头下直肌、多裂肌及双侧的上斜方肌。

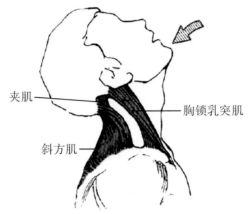

夹肌

胸锁乳突肌

斜方肌

图5-9　后仰型斜颈示意

旋转伴后仰型斜颈所受累的肌肉包括主要肌肉和次要肌肉。

（1）主要肌肉。对侧有胸锁乳突肌、斜方肌、头半棘肌和颈半棘肌（一侧收缩使头屈向同侧，脸转向对侧）；同侧有头夹肌、颈夹肌（一侧收缩使脸转向同侧）和头下斜肌（一侧收缩使头屈向同侧，并后仰）。

（2）次要肌肉。对侧有前斜角肌和中斜角肌（一侧收缩使头屈向同侧）；同侧有头颈最长肌和肩胛提肌（一侧收缩使头屈向同侧）。

3．前屈型

前屈型（图5-10）患者头部向胸前做痉挛性或阵挛性前屈。其主要受累的肌肉为双侧颈前肌群，包括斜角肌、颈长肌、颌下肌及双侧胸锁乳突肌。

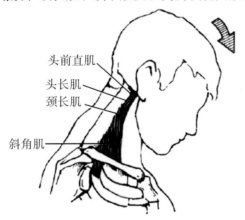

头前直肌

头长肌

颈长肌

斜角肌

图5-10　前屈型斜颈示意

4．侧屈型

侧屈型（图5-11）患者头部偏离纵轴向左或向右侧转，重症患者的耳、颞部可与肩膀逼近或贴紧，并常伴同侧肩膀上抬现象。其主要受累的肌肉为与头倾斜方向同侧的颈后肌群，包括头夹肌、头半棘肌、颈半棘肌、最长肌、上斜肌、枕下直肌和多裂肌，以及与头倾斜方向同侧的肩胛提肌、胸锁乳突肌和上斜方肌。

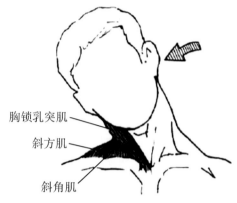

胸锁乳突肌
斜方肌
斜角肌

图 5 - 11　侧屈型斜颈示意

第四节　超声引导下痉挛性斜颈肉毒毒素靶点注射技术

一、颈部肌肉解剖及影像横断面

与痉挛性斜颈相关的第 3 颈椎和第 5 颈椎横断面示意、肌肉解剖及影像分别见图 5 - 12 至图 5 - 15。

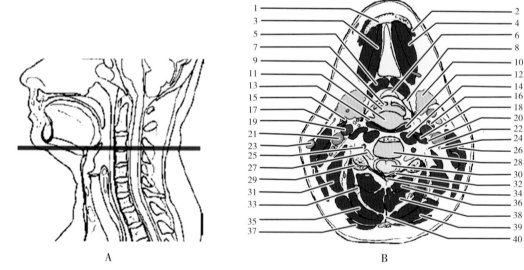

1：下颌骨；2：降口角肌；3：下颌舌骨肌；4：二腹肌（前肌腹）；5：颏舌骨肌；6：舌骨体；7：会厌谷；8：舌骨（大角）；9：会厌；10：下颌下腺；11：下咽部；12：咽下缩肌；13：梨状隐窝；14：颈长肌；15：下颌后静脉；16：甲状腺上动脉；17：颈阔肌；18：头长肌；19：颈总动脉（分叉点）；20：迷走神经（X）；21：颈内静脉；22：C3 脊神经；23：颈外静脉；24：C2 脊神经；25：椎动脉；26：胸锁乳突肌；27：C4 脊神经根；28：C3/C4 椎间隙；29：关节突关节；30：脊髓；31：肩胛提肌；32：黄韧带；33：颈深静脉；34：C3 椎体后弓；35：头半棘肌；36：颈夹肌；37：斜方肌；38：颈半棘肌；39：头夹肌；40：项韧带。

A：第 3 颈椎横断面示意；B：第 3 颈椎横断面解剖。

图 5 - 12　第 3 颈椎横断面示意及解剖

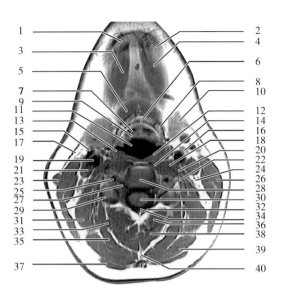

1：下颌骨；2：降口角肌；3：下颌舌骨肌；4：二腹肌（前肌腹）；5：颏舌骨肌；6：舌骨体；7：会厌谷；8：舌骨（大角）；9：会厌；10：下颌下腺；11：下咽部；12：咽下缩肌；13：梨状隐窝；14：颈长肌；15：下颌后静脉；16：甲状腺上动脉；17：颈阔肌；18：头长肌；19：颈总动脉（分叉点）；20：迷走神经（Ⅹ）；21：颈内静脉；22：C3 脊神经；23：颈外静脉；24：C2 脊神经；25：椎动脉；26：胸锁乳突肌；27：C4 脊神经根；28：C3/C4 椎间隙；29：关节突关节；30：脊髓；31：肩胛提肌；32：黄韧带；33：颈深静脉；34：C3 椎体后弓；35：头半棘肌；36：颈夹肌；37：斜方肌；38：颈半棘肌；39：头夹肌；40：项韧带。

图 5 - 13　第 3 颈椎横断面影像

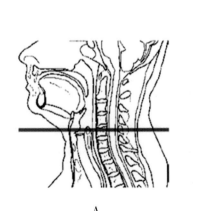

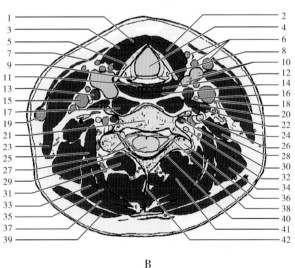

1：胸骨舌骨肌；2：甲状舌骨肌；3：肩胛舌骨肌；4：喉；5：甲状软骨；6：颈前静脉；7：（颈）阔肌；8：梨状隐窝；9：杓状软骨；10：甲状腺；11：环状软骨；12：喉咽部；13：颈总动脉；14：咽下缩肌；15：颈内静脉；16：迷走神经；17：头长肌；18：膈神经；19：颈外静脉；20：头长肌；21：C5 颈椎体；22：前斜角肌；23：胸锁乳突肌；24：后斜角肌；25：颈最长肌；26：C4 脊神经；27：前后神经根；28：中斜角肌；29：脊髓；30：椎动脉；31：多裂肌和回旋肌；32：C5 脊神经根；33：颈夹肌；34：肩胛提肌；35：头半棘肌；36：椎体下关节突；37：头夹肌；38：C6 脊神经根；39：斜方肌；40：C6 椎体后弓；41：颈半棘肌；42：C6 棘突。

A：第 5 颈椎横断面示意；B：第 5 颈椎横断面解剖。

图 5 - 14　第 5 颈椎横断面示意及解剖

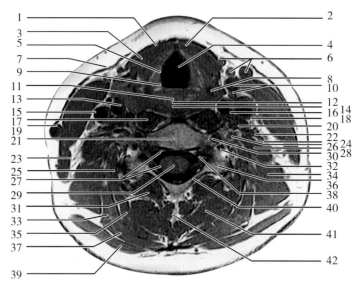

1：胸骨舌骨肌；2：甲状舌骨肌；3：肩胛舌骨肌；4：喉；5：甲状软骨；6：颈前静脉；7：（颈）阔肌；8：梨状隐窝；9：杓状软骨；10：甲状腺；11：环状软骨；12：喉咽部；13：颈总动脉；14：咽下缩肌；15：颈内静脉；16：迷走神经；17：颈长肌；18：膈神经；19：颈外静脉；20：头长肌；21：C5 颈椎体；22：前斜角肌；23：胸锁乳突肌；24：后斜角肌；25：颈最长肌；26：C4 脊神经；27：前后神经根；28：中斜角肌；29：脊髓；30：椎动脉；31：多裂肌和回旋肌；32：C5 脊神经；33：颈夹肌；34：肩胛提肌；35：头半棘肌；36：椎体下关节突；37：头夹肌；38：C6 脊神经根；39：斜方肌；40：C6 椎体后弓；41：颈半棘肌；42：C6 棘突。

图 5 - 15　第 5 颈椎横断面影像

二、颈部肌肉超声定位

1. 胸锁乳突肌

患者取坐位，头转向一侧，使患侧胸锁乳突肌隆起更明显。按肌肉起止点用记号笔标记乳突、胸骨和锁骨内侧端及走行，将超声探头横向置于颈部（图 5 - 16）。超声影像中第 1 层肌肉为胸锁乳突肌，深层为颈动脉、颈内静脉（图 5 - 17）。

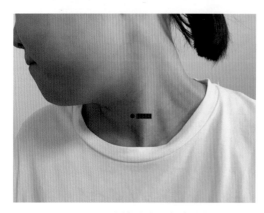

图 5 - 16　胸锁乳突肌超声定位

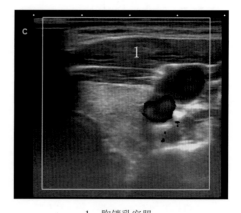

1：胸锁乳突肌。

图 5 - 17　胸锁乳突肌超声影像

2. 斜角肌

患者取仰卧位，头转向一侧，使胸锁乳突肌隆起。将超声探头横向置于胸锁乳突肌与斜方肌之间、锁骨上窝上方（图 5-18）。超声影像中较大的血管为颈动脉、颈内静脉，其后外方即为斜角肌（图 5-19）。

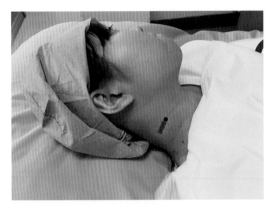

图 5-18　斜角肌超声定位

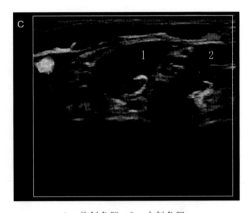

1. 前斜角肌；2. 中斜角肌。

图 5-19　斜角肌超声影像

3. 斜方肌、夹肌、半棘肌

患者取坐位，超声探头横向置于颈后部一侧（图 5-20）。超声影像中可见颈椎棘突和椎板，以及棘突旁 6 层肌肉，其从浅至深分别为斜方肌、头夹肌/颈夹肌、头半棘肌、颈半棘肌、多裂肌和回旋肌，在深面可见颈椎骨（图 5-21）。

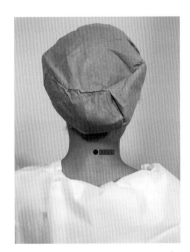

图 5-20　斜方肌、夹肌、
半棘肌超声定位

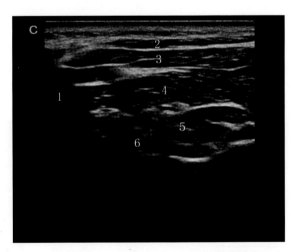

1：颈椎棘突；2：斜方肌；3：头夹肌/颈夹肌；
4：头半棘肌；5：颈半棘肌；6：多裂肌和回旋肌。

图 5-21　斜方肌、夹肌、半棘肌超声影像

4. 肩胛提肌

患者取坐位。将超声探头纵向置于颈后部一侧，方向与肩胛提肌走行一致（图 5-22）。图 5-23 中，第 1 层肌肉为斜方肌，第 2 层为肩胛提肌。嘱患者上抬肩胛或耸肩，可见靶肌收缩活动。

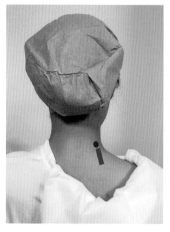

图 5-22　肩胛提肌超声定位

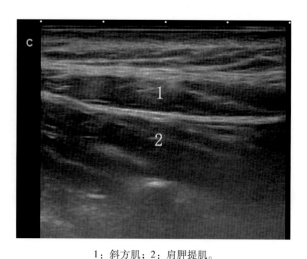

1：斜方肌；2：肩胛提肌。

图 5-23　肩胛提肌超声影像

三、超声引导颈部肌肉注射技术

1. 胸锁乳突肌

患者取坐位，头转向一侧，使患侧胸锁乳突肌隆起更明显（图 5-24）。按肌肉起止点用记号笔标记乳突、胸骨和锁骨内侧端及走行，将超声探头横向置于颈部。图 5-25 清晰显示：第 1 层肌肉为胸锁乳突肌，深层为颈动脉、颈内静脉。按肌肉走行选择合适注射位点，在超声影像上测量皮肤表面至胸锁乳突肌靶点处距离，常规消毒，采用平面外成像，待针至靶点后注入药液。

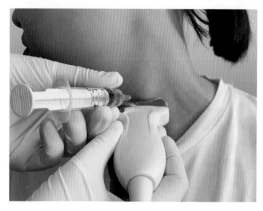

图 5-24　超声引导胸锁乳突肌注射

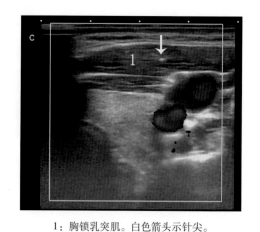

1：胸锁乳突肌。白色箭头示针尖。

图 5-25　胸锁乳突肌注射超声影像

2. 斜角肌

患者取仰卧位，头转向一侧，使胸锁乳突肌隆起。将超声探头横向置于胸锁乳突肌与斜方肌之间、锁骨上窝上方。超声影像可清晰显示：较大的血管为颈动脉、颈内静脉，其后外方即为斜角肌。仔细辨认肌肉及选择合适注射位点，超声影像上测量皮肤表面至前、中斜角肌靶点处距离，常规消毒，采用平面外成像，待针至靶点后注入药液（图5-26和图5-27）。

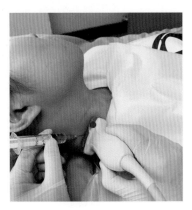

图5-26 超声引导斜角肌注射

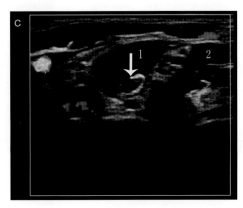

1：前斜角肌；2：中斜角肌。白色箭头示针尖。

图5-27 斜角肌注射超声影像

3. 斜方肌、夹肌、半棘肌

患者取坐位。将超声探头横向置于颈后部一侧。超声影像可清晰显示颈椎棘突旁的5层肌肉。该5层肌肉从浅至深分别为斜方肌、头夹肌/颈夹肌、头半棘肌、颈半棘肌和多裂肌，在深面可见颈椎骨。仔细辨认肌肉分层及选择合适注射位点，在超声影像上测量皮肤表面至各层肌肉靶点处距离，常规消毒，采用平面外成像，分层刺入至靶点后注入药液（图5-28和图5-29）。

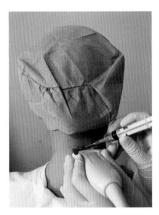

图5-28 超声引导斜方肌、
夹肌、半棘肌注射

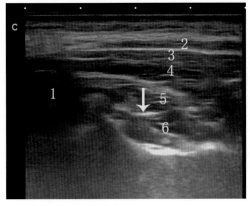

1：颈椎棘突；2：斜方肌；3：头夹肌/颈夹肌；
4：头半棘肌；5：颈半棘肌；6：多裂肌和回旋肌。
白色箭头示针尖。

图5-29 斜方肌、夹肌、半棘肌注射超声影像

4. 肩胛提肌

患者取坐位。将超声探头纵向置于颈后部一侧，方向与肩胛提肌走行一致。超声影像可清晰显示：第1层肌肉为斜方肌，第2层肌肉为肩胛提肌。嘱患者上抬肩胛或耸肩，可见靶肌收缩活动。选择合适注射位点，在超声影像上测量皮肤表面至肩胛提肌靶点处距离，常规消毒，采用平面外成像，待针至靶点后注入药液（图5-30和图5-31）。

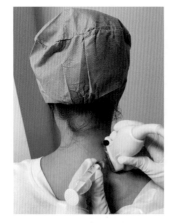

图5-30　超声引导肩胛提肌注射

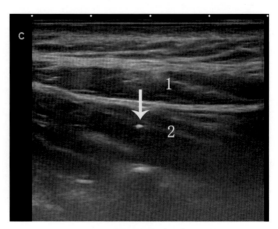

1：斜方肌；2：肩胛提肌。白色箭头示针尖。

图5-31　肩胛提肌注射超声影像

四、注射剂量和注意事项

根据患者斜颈严重程度，调整肉毒毒素注射位点和剂量。注射的参考剂量见表5-5。

表5-5　痉挛性斜颈肉毒毒素注射治疗剂量范围

靶肌肉	注射位点	总剂量/U
胸锁乳突肌	5～10	50～100
斜角肌	1～2	20～40
斜方肌（上部）	2～4	20～50
头夹肌	2～3	15～30
头半棘肌	2～3	15～30
颈半棘肌	2～3	15～30
颈夹肌	2	15～30
肩胛提肌	1～3	20～40

按照100 U/（1～2）mL的比例进行稀释。

注意事项如下。

（1）因胸锁乳突肌深部为较大血管，故注射时进针角度宜稍水平，并注意进针深度。回抽后确定无回血再注入药液。

（2）行斜角肌注射时应小心，仔细辨认肌肉、神经束和血管，注入药液时应回抽以确定无回血，再注入药液。

（3）对于颈部后群的 5 层肌肉（斜方肌、头夹肌、头半棘肌、颈半棘肌和颈夹肌），可分别选择第 3、第 5 颈椎水平，在同一个进针点，仔细辨认肌肉分层，在超声引导下分层注入药液。

（4）肩胛提肌注射时，须注意进针深度，避免损伤肺尖。

（5）若患者颈部不自主扭动较明显，应由助手固定患者头部，避免进针和注射过程中损伤血管、神经和肺尖等。

（伍少玲 马超）

第六章　超声引导下上肢肉毒毒素靶点注射技术

第一节　超声引导下肩关节内收内旋肉毒毒素靶点注射技术

一、临床表现

肩关节内收内旋是上肢痉挛常见的异常模式，异常姿势见图 6-1。受累的肌肉主要包括胸大肌、肩胛下肌、大圆肌和背阔肌。

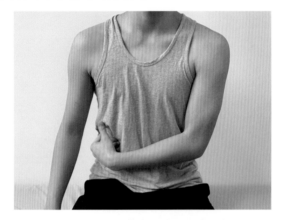

图 6-1　肩关节内收内旋异常姿势

二、相关肌肉及解剖

1. 胸大肌

胸大肌解剖见图 6-2。

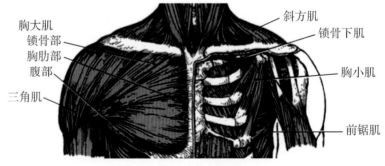

图 6-2　胸大肌解剖

部位：位于胸廓前壁浅层的扇形肌肉，肌束分为锁骨部、肋胸部和腹部。

起点：在锁骨部起自锁骨内侧半，在胸肋部起自胸骨前面、第1—第6肋软骨，在腹部起自腹直肌鞘前层。

止点：肱骨大结节嵴。

神经支配：胸外侧神经、胸内侧神经。

功能：近端固定，使上臂在肩关节处屈曲、内收和内旋。

2. 肩胛下肌

肩胛下肌解剖见图6-3。

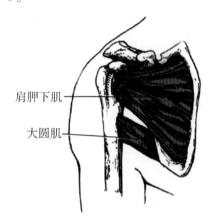

图6-3 肩胛下肌解剖

部位：位于肩胛骨前面的肩胛下窝内，为多羽肌。

起点：肩胛下窝。

止点：肱骨小结节。

神经支配：肩胛下神经。

功能：近端固定，使上臂内旋、内收。

3. 大圆肌

大圆肌解剖见图6-4。

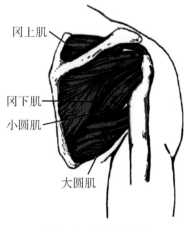

图6-4 大圆肌解剖

部位：位于肩胛冈下方，小圆肌之下。

起点：肩胛骨下角背面。

止点：肱骨小结节嵴。

神经支配：肩胛下神经。

功能：近端固定，使上臂内旋、内收和后伸。

4．背阔肌

背阔肌解剖见图6-5。

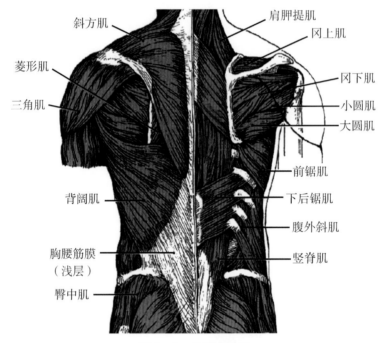

图6-5　背阔肌解剖

部位：位于背的下半部及胸部的后外侧浅层，为全身最大的扁肌。

起点：借腱膜起自第7—第12胸椎、全部腰椎棘突、骶正中嵴、髂嵴后部和第10—第12肋外面。

止点：肱骨小结节嵴。

神经支配：胸背神经。

功能：近端固定，使上臂在肩关节处后伸、内收和内旋。

三、超声定位及注射

1．肌肉解剖及影像

与肩关节内收内旋相关的经锁骨中部纵切面解剖见图6-6。

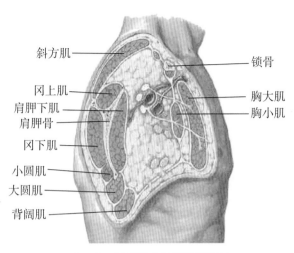

斜方肌
冈上肌
肩胛下肌
肩胛骨
冈下肌
小圆肌
大圆肌
背阔肌

锁骨
胸大肌
胸小肌

图6-6　经锁骨中部纵切面解剖

2. 超声定位

（1）胸大肌。患者取坐位，将超声探头水平置于胸上部偏外侧（图6-7）。当肩外展90°、屈肘、两手掌在下颏水平做抗阻对压时，可触及胸大肌锁骨部肌束；当两手掌在乳头水平做抗阻对压时，可触及胸大肌胸肋部肌束；当肩被动外展或主动抗阻内收肩关节时，在腋窝前方边缘可触及胸大肌腹部肌束。超声影像中第1层肌肉为胸大肌，第2层为胸小肌（图6-8）。

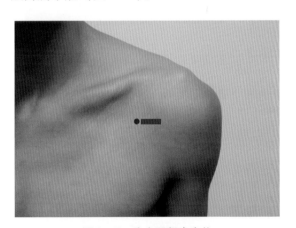

图6-7　胸大肌超声定位

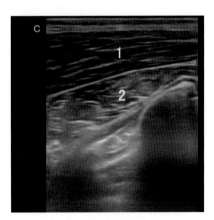

1：胸大肌；2：胸小肌。

图6-8　胸大肌超声影像

（2）肩胛下肌。患者取坐位，前臂屈曲90°。超声探头方向与上臂纵轴垂直，将探头置于上臂近端肱骨结节间沟处（图6-9）。超声影像显示肱二头肌长头肌腱短轴后，将探头稍向近端移动，同时外旋肱骨。此时，肩胛下肌被拉出。超声影像中第1层肌肉为三角肌，第2层为肩胛下肌（长轴，图6-10）。将探头旋转90°（图6-11），可显示肩胛下肌短轴（图6-12）。

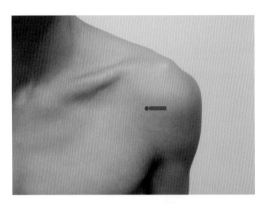

图6-9　肩胛下肌长轴超声定位

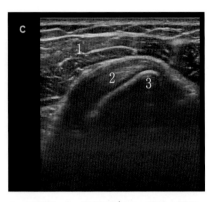

1：三角肌；2：肩胛下肌；3：肱骨小结节。

图6-10　肩胛下肌长轴超声影像

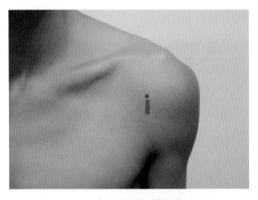

图6-11　肩胛下肌短轴的超声定位

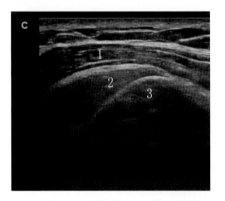

1：三角肌；2：肩胛下肌；3：肱骨小结节。

图6-12　肩胛下肌短轴超声影像

（3）大圆肌。患者取坐位。将超声探头置于肩胛下角上外方约2横指处，探头方向与大圆肌走形平行（图6-13）。超声影像中第1层较厚的肌肉为大圆肌，第2层为小圆肌（图6-14）。被动内旋或外旋上臂，可见其收缩。上下移动探头，还可观察到大圆肌上方为冈下肌，下方为背阔肌。

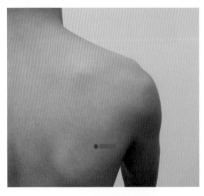

图6-13　大圆肌的超声定位

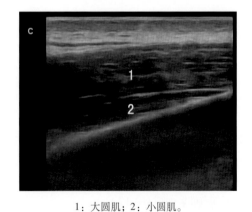

1：大圆肌；2：小圆肌。

图6-14　大圆肌超声影像

（4）背阔肌。患者取坐位。将超声探头置于肩胛下角下方，探头方向与脊柱中线垂直（图6-15）。第1层即为背阔肌，第2层为前锯肌（图6-16）。

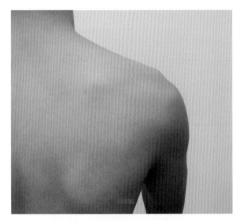

图6-15　背阔肌的超声定位

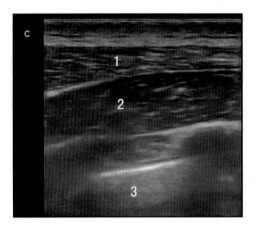

1：背阔肌；2：前锯肌；3：肋骨。

图6-16　背阔肌超声影像

3. 超声引导肩关节内收内旋的注射技术

（1）胸大肌。患者取坐位。将超声探头水平置于胸上部偏外侧。超声影像可清晰显示：第1层肌肉为胸大肌，下方第2层为胸小肌。当肩外展90°，屈肘、两手掌在下颏水平做抗阻对压时，可见胸大肌锁骨部肌束收缩；当两手掌在乳头水平做抗阻对压时，可见胸大肌胸肋部肌束收缩；当肩被动外展或主动抗阻内收肩关节时，可见胸大肌腹部肌束收缩。选择肌肉最厚处，常规消毒，采用平面内注射技术，针尽量平行胸廓刺入，至靶点后注入药液（图6-17和图6-18）。

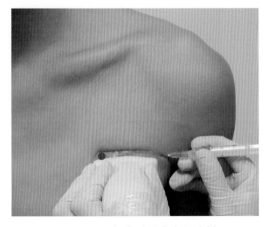

图6-17　超声引导胸大肌注射

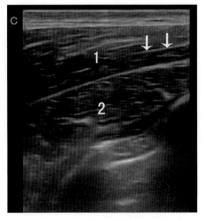

1：胸大肌；2：胸小肌。白色箭头示针道。

图6-18　胸大肌注射超声影像

（2）肩胛下肌。患者取坐位，前臂屈曲90°。将超声探头方向与上臂纵轴垂直，超声影像显示肱二头肌、长头肌腱横断面后，将探头稍向近端移动，同时外旋肱骨。超声可清晰显示：第1层肌肉为三角肌，第2层为肩胛下肌长轴。选择肌肉最厚处，常规消毒，采用平面内注射技术，针尽量平行胸廓刺入，待针至靶点后注入药液（图6－19和图6－20）。

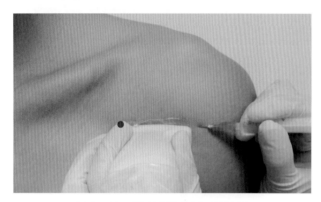

图6－19　超声引导肩胛下肌注射

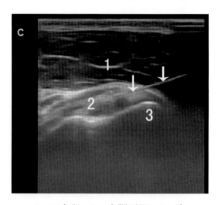

1：三角肌；2：肩胛下肌；3：肱骨小结节。白色箭头：针道。

图6－20　肩胛下肌注射超声影像

（3）大圆肌。患者取坐位。将超声探头置于肩胛下角上外方约2横指处，探头方向与大圆肌走形一致。超声影像可清晰显示：第1层较厚的肌肉为大圆肌，第2层为小圆肌，可被动内旋或外旋上臂以确定。选择肌肉最厚处，常规消毒，采用平面内注射技术，针尽量平行胸廓刺入，至靶点后注入药液（图6－21和图6－22）。

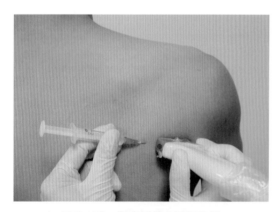

图6－21　超声引导大圆肌注射

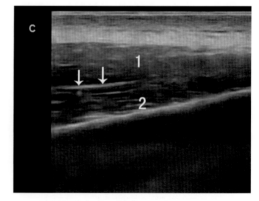

1：大圆肌；2：小圆肌。白色箭头：针道。

图6－22　大圆肌注射超声影像

（4）背阔肌。患者取坐位。将超声探头置于肩胛下角下方，探头方向与脊柱中线垂直。第1层即为背阔肌。移动探头，按肌束走行探寻背阔肌范围。行常规消毒。采用平面内注射技术，针尽量平行胸廓刺入，待针至靶点后注入药液（图6－23和图6－24）。也可在注射时用手捏起肌肉，使其远离胸壁。

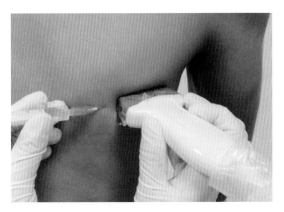

图6-23　超声引导背阔肌的注射

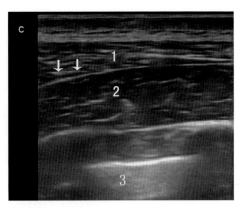

1：背阔肌；2：前锯肌；3：肋骨。白色箭头示针道。

图6-24　背阔肌注射超声影像

4. 注射剂量与注意事项

根据患者肩内收、内旋的严重程度，调整肉毒毒素注射的位点和剂量，可按照 100 U/2 mL 的比例进行稀释（表6-1）。

表6-1　与肩内收内旋痉挛相关的肌肉肉毒毒素注射的位点和剂量

靶肌肉	注射位点/个	总剂量/U
胸大肌	2～6	50～100
肩胛下肌	1～2	40～60
大圆肌	1～2	30～50
背阔肌	2～6	50～100

本节的4块肌肉均较表浅。进针时，应控制针尖与皮肤的角度，采用平面内注射技术较合适。对于背阔肌这样浅表而且较薄的肌肉，注射时可用手捏起肌肉使其远离胸壁，并且减小进针的角度至15°～20°，避免造成气胸。行胸大肌注射时，也可用手捏起肌肉后再注射。

第二节　超声引导下肘屈曲肉毒毒素靶点注射技术

一、临床表现

肘屈曲是脑卒中后常见的上肢肌张力增高异常模式，肌张力增高的肌肉主要包括肱二头肌、肱肌和肱桡肌。异常姿势见图6-25。

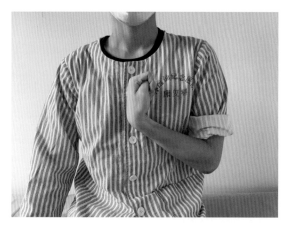

图6-25 肘屈曲异常姿势

二、相关肌肉及解剖

1. 肱二头肌

肱二头肌解剖见图6-26。

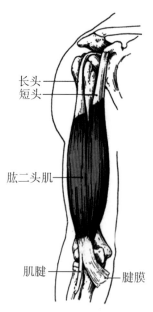

图6-26 肱二头肌解剖

部位：上臂前面浅层，有长、短两头。

起点：长头以长腱起自肩胛骨盂上结节，短头起自肩胛骨喙突。

止点：肌腱止于桡骨粗隆，腱膜止于前臂筋膜。

神经支配：肌皮神经。

功能：近端固定时，使上臂在肩关节处屈（长头），前臂在肘关节处屈曲和旋后；远端固定时，使上臂向前臂靠拢。

2．肱肌

肱肌解剖见图 6 - 27。

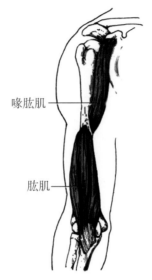

喙肱肌

肱肌

图 6 - 27 肱肌解剖

部位：肱二头肌深层，为羽状肌。

起点：肱骨前面下半部分。

止点：尺骨粗隆。

神经支配：肌皮神经。

功能：近端固定时，使前臂在肘关节处屈（屈前臂的主要肌肉）；远端固定时，使上臂向前臂靠拢。

3．肱桡肌

肱桡肌解剖见图 6 - 28。

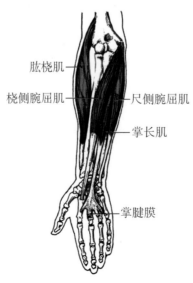

肱桡肌

桡侧腕屈肌 ——— ——— 尺侧腕屈肌

——— 掌长肌

——— 掌腱膜

图 6 - 28 肱桡肌解剖

部位：前臂肌的最外侧第 1 层，呈长扁形。

起点：肱骨外上髁上方。

止点：桡骨茎突。

神经支配：桡神经。

功能：近端固定时，使前臂在肘关节处屈，使前臂旋前或旋后，还能使极度旋前或旋后的前臂回到正中位置（即手的"虎口"向前）。

三、超声定位及注射

1. 肌肉解剖及影像

与肘屈曲相关的上臂中段横断面、前臂上段横断面的示意、肌肉解剖及影像见图 6 - 29 至图 6 - 32。

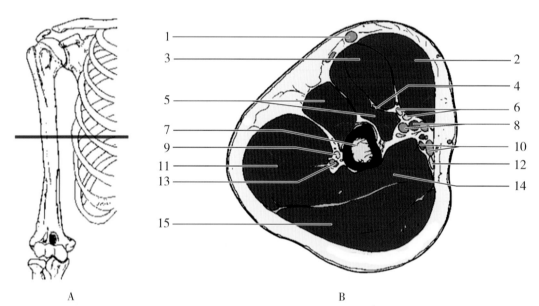

A   B

1：头静脉；2：肱二头肌（短头）；3：肱二头肌（长头）；4：肌皮神经；5：肱肌；6：正中神经；7：肱骨（干）；8：肱动脉和肱静脉；9：桡神经；10：贵要静脉；11：肱三头肌（外侧头）；12：尺神经；13：肱深动脉和肱深静脉；14：肱三头肌（内侧头）；15：肱三头肌（长头）。

A：上臂中段横断面示意；B：上臂中段横断面解剖。

图 6 - 29 上臂中段横断面示意及解剖

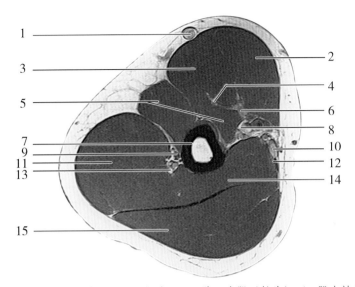

1：头静脉；2：肱二头肌（短头）；3：肱二头肌（长头）；4：肌皮神经；
5：肱肌；6：正中神经；7：肱骨（干）；8：肱动脉和肱静脉；9：桡神经；10：贵
要静脉；11：肱三头肌（外侧头）；12：尺神经；13：肱深动脉和肱深静脉；14：肱
三头肌（内侧头）；15：肱三头肌（长头）。

图6-30　上臂中段横断面影像

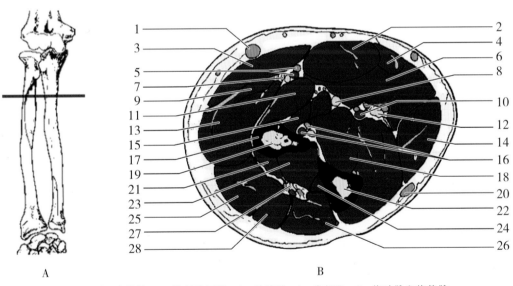

A

B

1：肘正中静脉；2：桡侧腕屈肌；3：肱桡肌；4：掌长肌；5：桡动脉和桡静脉；
6：指浅屈肌；7：桡神经（浅支）；8：正中神经；9：桡侧腕长伸肌（腱）；10：尺动
脉和尺静脉；11：旋前圆肌；12：尺神经；13：桡侧腕短伸肌；14：尺侧腕屈肌；
15：拇长屈肌；16：骨间后动脉、静脉和神经；17：桡神经（深支）；18：指深屈肌；
19：桡骨；20：头静脉；21：旋后肌；22：尺骨；23：拇长展肌；24：拇长伸肌；
25：指伸肌；26：尺侧腕伸肌；27：骨间后动脉、静脉和神经；28：小指伸肌。

A：前臂上段横断面示意；B：前臂上段横断面解剖。

图6-31　前臂上段横断面示意及解剖

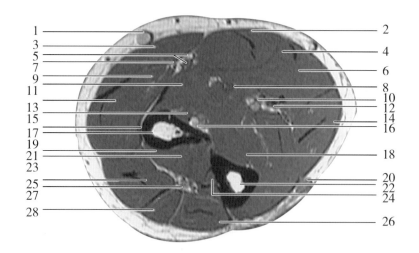

1：肘正中静脉；2：桡侧腕屈肌；3：肱桡肌；4：掌长肌；5：桡动脉和桡静脉；6：指浅屈肌；7：桡神经（浅支）；8：正中神经；9：桡侧腕长伸肌（腱）；10：尺动脉和尺静脉；11：旋前圆肌；12：尺神经；13：桡侧腕短伸肌；14：尺侧腕屈肌；15：拇长屈肌；16：骨间后动脉、静脉和神经；17：桡神经（深支）；18：指深屈肌；19：桡骨；20：头静脉；21：旋后肌；22：尺骨；23：拇长展肌；24：拇长伸肌；25：指伸肌；26：尺侧腕伸肌；27：骨间后动脉、静脉和神经；28：小指伸肌。

图 6 - 32　前臂上段横断面影像

2．超声定位

（1）肱二头肌。患者取仰卧位，上肢伸展。将超声探头置于上臂中段正中位置，探头方向与上臂纵轴垂直（图6 - 33）。第1层肌肉为肱二头肌，内侧为肱二头肌短头，外侧为肱二头肌长头（图6 - 34）。

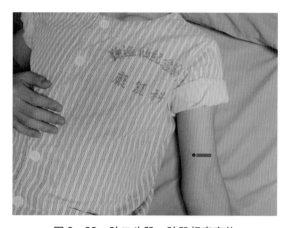

图 6 - 33　肱二头肌、肱肌超声定位

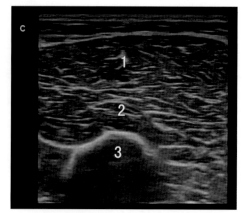

1：肱二头肌；2：肱肌；3：肱骨。

图 6 - 34　肱二头肌、肱肌超声影像

（2）肱肌。患者取仰卧位，上肢伸展。将超声探头沿上臂中段下移至上臂远端1/3处（图6 - 33）。第2层肌肉为肱肌，其下方为肱骨（图6 - 34）。

（3）肱桡肌。患者取仰卧位，上肢伸展，肘关节尽量伸直，前臂旋后，掌心向上。将超声探头置于前臂近端1/3桡侧（图6-35）。第1层肌肉为肱桡肌（图6-36）。

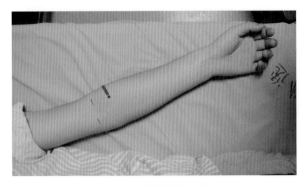

图6-35　肱桡肌超声定位

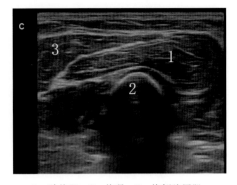

1：肱桡肌；2：桡骨；3：桡侧腕屈肌。

图6-36　肱桡肌超声影像

3. 超声引导下肘屈曲肉毒毒素靶点注射技术

（1）肱二头肌。患者取仰卧位，上肢伸展。将超声探头置于上臂中段正中位置，探头方向与上臂纵轴垂直。超声影像可清晰显示：第1层肌肉为肱二头肌，第2层肌肉为肱肌。在超声影像上测量皮肤表面至肱二头肌靶点处距离，在皮肤相应点标记后常规消毒。采用平面内成像，将针平行探头长轴刺入，待针至靶点后注入药液（图6-37和图6-38）。

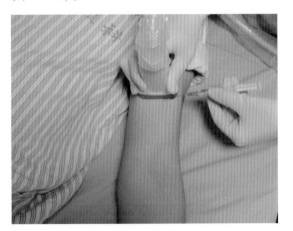

图6-37　超声引导肱二头肌注射

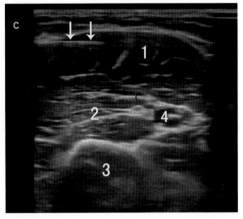

1：肱二头肌；2：肱肌；3：肱骨；4：肱动脉和肱静脉。红色箭头示正中神经；白色箭头示针道。

图6-38　肱二头肌注射超声影像

（2）肱肌。患者取仰卧位，上肢伸展。将超声探头置于上臂中下1/3处，探头方向与上臂纵轴垂直（图6-39）。超声影像可清晰显示：第1层肌肉为肱二头肌，第2层肌肉为肱肌。在超声影像上测量皮肤表面至肱肌靶点处距离，在皮肤相应点标记后行常规消毒。采用平面内成像，将针平行探头长轴刺入，待至靶点后注入药液（图6-39和图6-40）。

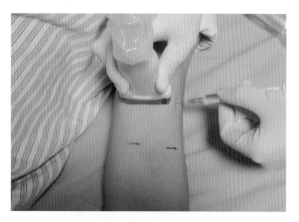

图6-39 超声引导肱肌注射

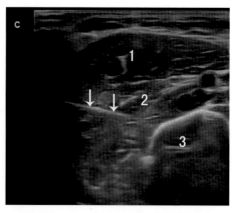

1：肱二头肌；2：肱肌；3：肱骨。白色箭头示针道。

图6-40 肱肌注射超声影像

（3）肱桡肌。患者取仰卧位，上肢伸展、前臂稍旋前。将超声探头置于前臂上段1/3处（肌肉收缩最明显处），方向与前臂纵轴垂直。第1层肌肉为肱桡肌及桡侧腕伸肌。在超声影像上测量皮肤表面至肱桡肌靶点处距离，在皮肤相应点标记后常规消毒。采用平面内成像，将针平行探头长轴刺入，待针至靶点后注入药液（图6-41和图6-42）。

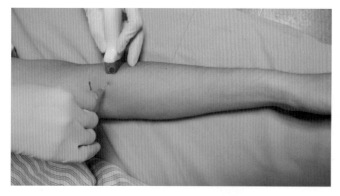

图6-41 超声引导肱桡肌注射

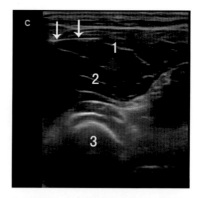

1：肱桡肌；2：桡侧腕伸肌；3：桡骨。

白色箭头示针道。

图6-42 肱桡肌注射超声影像

4. 注射剂量与注意事项

根据患者肘屈曲严重程度，调整肉毒毒素注射位点和剂量，可按照100 U/2 mL的比例进行稀释（表6-2）。

表6-2 与肘屈曲痉挛相关的肌肉肉毒毒素注射的位点和剂量

靶肌肉	注射位点/个	总剂量/U
肱二头肌	2～4	80～200
肱肌	1～2	60～100
肱桡肌	2	40～80

行肱二头肌注射时，让患者主动屈肘或快速被动牵伸肘关节，可触及肱二头肌肌腹最明显处，对称性选择内、外侧头各 2 个位点进行注射。行内侧头注射时注意控制深度，避免误刺入靶肌肉下方的肱动脉和正中神经。

第三节 超声引导下前臂旋前肉毒毒素靶点注射技术

一、临床表现

脑卒中后上肢痉挛通常表现为屈肘和前臂旋前（图 6 – 43）。

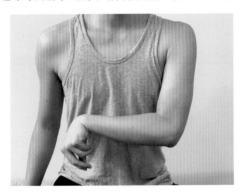

图 6 – 43 前臂旋前异常姿势

二、相关肌肉及解剖

1．旋前圆肌

旋前圆肌解剖见图 6 – 44。

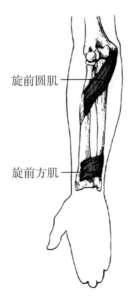

旋前圆肌

旋前方肌

图 6 – 44 旋前圆肌、旋前方肌解剖

部位：位于前臂前群的第 1 层肌肉。

起点：肱骨内上髁及前臂深筋膜。

止点：桡骨外侧面的中部。

神经支配：正中神经的骨间前神经。

功能：近端固定，使前臂旋前、肘关节屈曲。

2．旋前方肌

旋前方肌解剖见图 6 - 44。

部位：贴在尺、桡骨远端的方形小肌肉。

起点：尺骨前面下 1/4 处。

止点：桡骨前面下 1/4 处。

神经支配：正中神经。

功能：近端固定，使前臂旋前。

三、超声定位及注射

1．肌肉解剖及影像

与前臂旋前相关的前臂上段、前臂下段横断面的示意、肌肉解剖及影像见图6 - 31、图 6 - 32、图 6 - 45 和图 6 - 46。

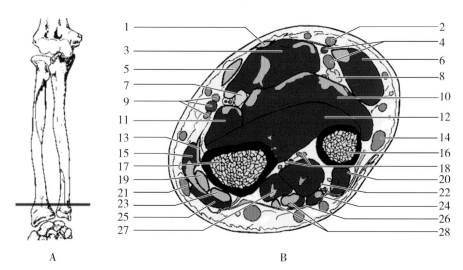

1：掌长肌（腱）；2：皮下静脉；3：指浅屈肌；4：尺动脉和尺静脉；5：桡侧腕屈肌（腱）；6：尺侧腕屈肌；7：正中神经；8：尺神经；9：桡动脉和桡静脉；10：指深屈肌；11：拇长屈肌；12：旋前方肌；13：肱桡肌（腱）；14：贵要静脉；15：拇长展肌（和肌腱）；16：尺骨；17：桡骨；18：骨间前动脉、静脉和神经；19：桡侧腕长伸肌（腱）；20：尺侧腕伸肌；21：头静脉；22：示指伸肌；23：桡侧腕短伸肌（腱）；24：小指伸肌；25：拇短伸肌；26：伸肌支持带；27：拇长伸肌；28：指伸肌及肌腱。

A：前臂下段横断面示意；B：前臂下段横断面解剖。

图 6 - 45　前臂下段横断面示意及解剖

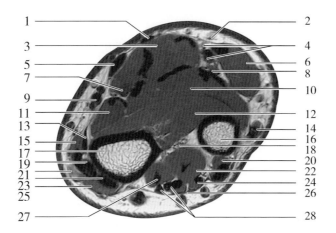

1：掌长肌（腱）；2：皮下静脉；3：指浅屈肌；4：尺动脉和尺静脉；
5：桡侧腕屈肌（腱）；6：尺侧腕屈肌；7：正中神经；8：尺神经；9：桡动脉
和桡静脉；10：指深屈肌；11：拇长屈肌；12：旋前方肌；13：肱桡肌（腱）；
14：贵要静脉；15：拇长展肌（和肌腱）；16：尺骨；17：桡骨；18：骨间前
动脉、静脉和神经；19：桡侧腕长伸肌（腱）；20：尺侧腕伸肌；21：头静脉；
22：示指伸肌；23：桡侧腕短伸肌（腱）；24：小指伸肌；25：拇短伸肌；
26：伸肌支持带；27：拇长伸肌；28：指伸肌及肌腱。

图6-46　前臂下段横断面影像

2. 超声定位

（1）旋前圆肌。上肢取伸展位。将超声探头置于前臂中线，肘关节下2～3横指位置，探头方向与前臂纵轴垂直（图6-47）。超声影像中第1层肌肉为旋前圆肌，其横截面呈类椭圆或圆形，桡侧上方为桡动脉；前臂主动或被动旋后可见其收缩活动（图6-48）。

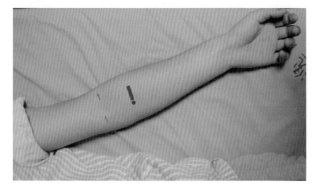

图6-47　旋前圆肌超声定位

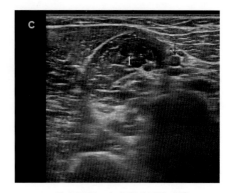

1：旋前圆肌。红色箭头示桡动脉。

图6-48　旋前圆肌超声影像

（2）旋前方肌。上肢伸展位，超声探头置于前臂远端、正中位置，探头方向与前臂纵轴垂直（图6-49）。超声影像中第1层为指浅屈肌，第2层为拇长屈肌、指深屈肌，第3层肌肉为旋前方肌，肌纤维两端分别连接桡骨和尺骨（图6-50）。

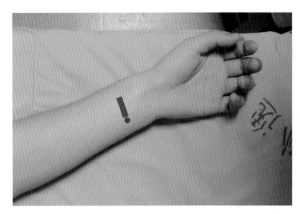

图6-49　旋前方肌超声定位

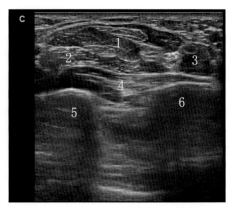

1：指浅屈肌；2：指深屈肌；3：拇长屈肌；

4：旋前方肌；5：尺骨；6：桡骨。

图6-50　旋前方肌超声影像

3. 超声引导前臂旋前的注射技术

1）超声引导旋前圆肌注射。

（1）平面外成像法。上肢取伸展位。将超声探头置于前臂中线、肘关节下2横指位置，探头方向与前臂纵轴垂直。超声影像可清晰显示：第1层肌肉类圆形肌肉为旋前圆肌，其桡侧上方为桡动脉。选择肌肉最厚处，在超声影像上测量皮肤表面至旋前圆肌靶点处距离，常规消毒。采用平面外成像，待针至靶点后注入药液（图6-51和图6-52）。

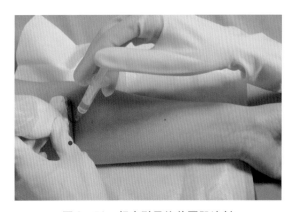

图6-51　超声引导旋前圆肌注射
（平面外注射法）

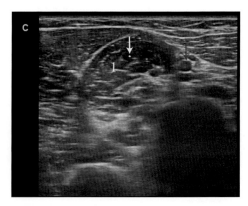

1：旋前圆肌。白色箭头示针尖；红色箭头示桡动脉。

图6-52　旋前圆肌注射（平面外
注射法）超声影像

（2）平面内成像法。采用上述方法定位后，将探头缓慢旋转至肌肉走行方向。超声影像可清晰显示：旋前圆肌长轴，可被动前臂旋后以确定。在超声影像上测量皮肤表面至旋前圆肌靶点处距离，在皮肤相应点标记后常规消毒。采用平面内成像，将针平行探头长轴刺入，至靶点后注入药液（图6-53和图6-54）。

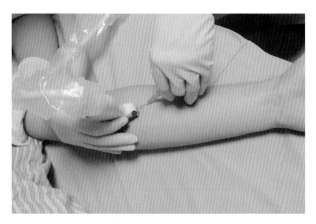

图6-53 超声引导旋前圆肌注射

（平面内注射法）

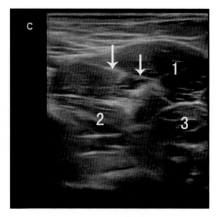

1：旋前圆肌；2：指浅屈肌；3：尺骨。
白色箭头示针道。

图6-54 旋前圆肌注射（平面内
注射法）超声影像

2）超声引导旋前方肌注射。

上肢取伸展位，将超声探头置于前臂远端、正中位置，探头方向与前臂纵轴垂直。超声影像可清晰显示：第1层为指浅屈肌，第2层为拇长屈肌、指深屈肌，第3层肌肉为旋前方肌，肌纤维两端分别连接桡骨和尺骨。选择肌肉最厚处，在超声影像上测量皮肤表面至旋前方肌靶点处距离，常规消毒。采用平面外成像，待针至靶点后注入药液（图6-55和图6-56）。

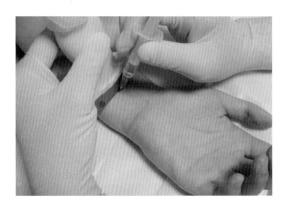

图6-55 超声引导旋前方肌注射

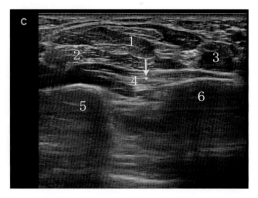

1：指浅屈肌；2：指深屈肌；3：拇长屈肌；4：旋前方肌；5：尺骨；6：桡骨。白色箭头示针尖。

图6-56 旋前方肌注射超声影像

4. 注射剂量与注意事项

根据患者前臂旋前的严重程度，调整肉毒毒素注射位点和剂量，可按照100 U/2 mL的比例进行稀释（表6-3）。

表6-3　与前臂旋前痉挛相关的肌肉肉毒毒素注射的位点和剂量

靶肌肉	注射位点/个	总剂量/U
旋前圆肌	1～2	30～40
旋前方肌	1	20～30

行旋前圆肌注射时要避开其桡侧的桡动脉和皮下的前臂正中静脉。行旋前方肌注射时要注意避开其上方的正中神经，以及桡侧的桡动脉和尺侧的尺动脉。

第四节　超声引导下腕屈曲肉毒毒素靶点注射技术

一、临床表现

屈腕屈指是上肢痉挛导致的常见异常模式，通常伴有尺侧偏或桡侧偏，受累的肌肉主要包括桡侧腕屈肌、掌长肌和尺侧腕屈肌。腕屈曲异常姿势见图6-57。

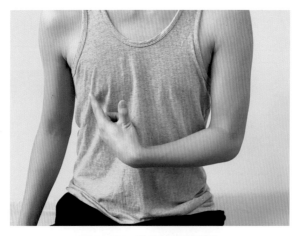

图6-57　腕屈曲异常姿势

二、相关肌肉及解剖

1. 桡侧腕屈肌

部位：位于前臂第1层。

起点：肱骨内上髁及前臂深筋膜。

止点：第2掌骨底。

神经支配：正中神经。

功能：屈肘、屈腕和使腕向桡侧偏。

2．掌长肌

部位：位于前臂第1层，肌腹小而肌腱细长，与掌腱膜相连。

起点：肱骨内上髁及前臂深筋膜。

止点：掌腱膜。

神经支配：正中神经。

功能：屈腕。

3．尺侧腕屈肌

部位：位于前臂尺侧。

起点：肱骨内上髁、前臂筋膜和尺骨鹰嘴。

止点：豌豆骨。

神经支配：尺神经。

功能：屈腕，使腕向尺侧偏（图6–58）。

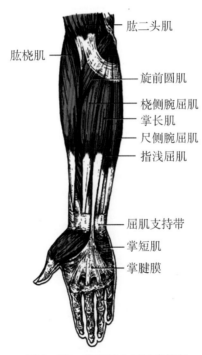

图6–58　前臂第1层肌肉解剖

三、超声定位及注射

1．肌肉解剖及影像图

与屈腕屈指相关的前臂中段横断面的示意、肌肉解剖及影像见图6–59和图6–60。

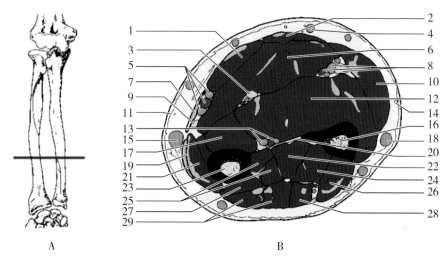

1：桡侧腕屈肌；2：掌长肌；3：正中神经；4：贵要正中静脉；5：桡动脉和桡静脉；6：指浅屈肌；7：肱桡肌（腱）；8：尺动脉、尺静脉和尺神经；9：桡神经（浅支）；10：尺侧腕屈肌；11：前臂后侧皮神经；12：指深屈肌；13：骨间前动脉、静脉和神经；14：前臂外侧皮神经；15：头静脉；16：尺骨；17：拇长屈肌；18：贵要静脉；19：桡侧腕长伸肌（腱）；20：前臂骨间膜；21：桡侧腕短伸肌（和肌腱）；22：拇长伸肌；23：桡骨；24：示指伸肌；25：拇短伸肌；26：尺侧腕伸肌；27：拇长展肌；28：小指伸肌；29：指伸肌。

A：前臂中段横断面示意；B：前臂中段横断面解剖。

图6-59　前臂中段横断面示意及解剖

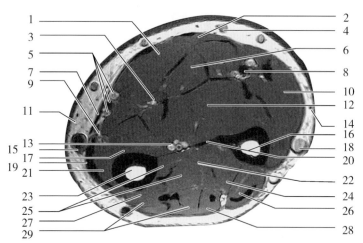

1：桡侧腕屈肌；2：掌长肌；3：正中神经；4：贵要正中静脉；5：桡动脉和桡静脉；6：指浅屈肌；7：肱桡肌（腱）；8：尺动脉、尺静脉和尺神经；9：桡神经（浅支）；10：尺侧腕屈肌；11：前臂后侧皮神经；12：指深屈肌；13：骨间前动脉、静脉和神经；14：前臂外侧皮神经；15：头静脉；16：尺骨；17：拇长屈肌；18：贵要静脉；19：桡侧腕长伸肌（腱）；20：前臂骨间膜；21：桡侧腕短伸肌（和肌腱）；22：拇长伸肌；23：桡骨；24：示指伸肌；25：拇短伸肌；26：尺侧腕伸肌；27：拇长展肌；28：小指伸肌；29：指伸肌。

图6-60　前臂中段横断面影像

2．超声定位

（1）桡侧腕屈肌。上肢取伸展位。将超声探头置于前臂上中1/3、中线，探头方向与前臂纵轴垂直（图6－61）。超声影像中第1层肌肉为桡侧腕屈肌，其横截面呈类似四方形，其桡侧为旋前圆肌，尺侧为掌长肌；桡侧腕屈肌横断面略大于旋前圆肌；下方为指浅屈肌。被动伸腕及尺偏可见其收缩活动（图6－62）。

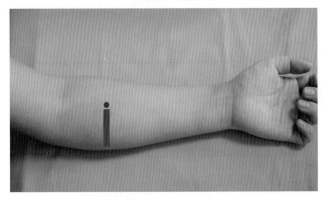

图6－61　桡侧腕屈肌、掌长肌、尺侧腕屈肌超声定位

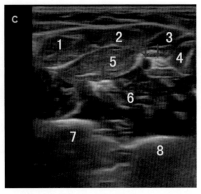

1：旋前圆肌；2：桡侧腕屈肌；3：掌长肌；
4：尺侧腕屈肌；5：指浅屈肌；6：指深屈肌；
7：桡骨；8：尺骨。

图6－62　桡侧腕屈肌、掌长肌、
尺侧腕屈肌超声影像

（2）掌长肌。体位和探头定位平面同桡侧腕屈肌。明确桡侧腕屈肌后，探头略向尺侧移（图6－61）。桡侧腕屈肌尺侧为掌长肌，其横断面形态是前臂第1层肌肉中最小的，下方为指浅屈肌。被动屈伸腕关节可见其收缩活动（图6－62）。

（3）尺侧腕屈肌。按上述体位和探头定位平面（图6－61），将超声探头向尺侧移动可显示尺侧腕屈肌，其横截面呈类似三角形，肌层较薄。下方为指浅屈肌。两层肌肉间为尺动脉、尺神经（图6－62）。

3．超声引导屈腕屈指的注射技术

（1）桡侧腕屈肌。上肢取伸展位。将超声探头置于前臂上中1/3、中线，探头方向与前臂纵轴垂直。超声影像可清晰显示：第1层肌肉为桡侧腕屈肌，横截面呈类似四方形；其桡侧为旋前圆肌，尺侧为掌长肌，可被动伸腕及尺偏以确定。选择肌肉最厚处，在超声影像上测量皮肤表面至桡侧腕屈肌靶点处距离，常规消毒。采用平面外成像，待针至靶点后注入药液（图6－63和图6－64）。

（2）掌长肌。体位和探头定位平面同桡侧腕屈肌。明确桡侧腕屈肌后，探头略向尺侧移。超声影像可清晰显示：桡侧腕屈肌尺侧的掌长肌，其横断面为前臂第1层肌肉中最小的，可被动屈伸腕关节以确定。选择肌肉最厚处，在超声影像上测量皮肤表面至掌长肌靶点处距离，行常规消毒。采用平面外成像，待针至靶点后注入药液（图6－65和图6－66）。

（3）尺侧腕屈肌。按上述体位和探头定位平面，将超声探头向尺侧移动可清晰显示尺侧腕屈肌，肌层较薄。选择肌肉最厚处，在图 6-68 上测量皮肤表面至尺侧腕屈肌靶点处距离，常规消毒。采用平面外成像，待针至靶点后注入药液（图 6-67 和图 6-68）。

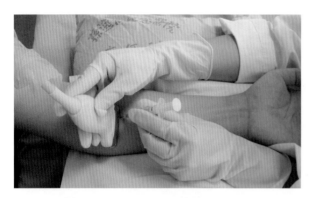

图 6-63　超声引导桡侧腕屈肌注射

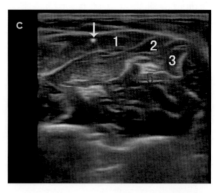

1：桡侧腕屈肌；2：掌长肌；3：尺侧腕屈肌；
4：尺动脉；5：尺神经。白色箭头示针尖。

图 6-64　桡侧腕屈肌注射超声影像

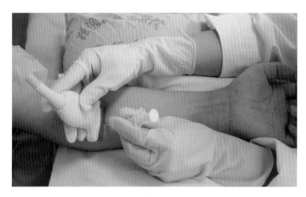

图 6-65　超声引导掌长肌注射

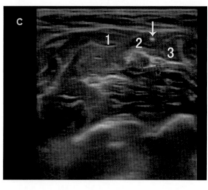

1：桡侧腕屈肌；2：掌长肌；3：尺侧腕屈肌；
4：尺动脉；5：尺神经。白色箭头示针尖。

图 6-66　掌长肌注射超声影像

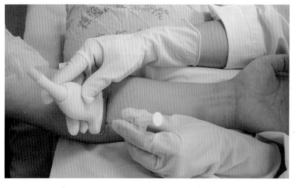

图 6-67　超声引导尺侧腕屈肌注射

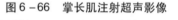
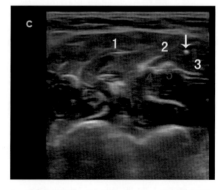

1：桡侧腕屈肌；2：掌长肌；3：尺侧腕屈肌；
4：尺动脉；5：尺神经。白色箭头示针尖。

图 6-68　尺侧腕屈肌注射超声影像

4. 注射剂量与注意事项

根据患者腕关节屈曲及尺、桡偏痉挛的严重程度，调整肉毒毒素注射位点和剂量，可按照 100 U/2 mL 的比例进行稀释（表 6-4）。

表 6-4　与屈腕屈指痉挛相关的肌肉肉毒毒素注射的位点和剂量

靶肌肉	注射位点/个	总剂量/U
桡侧腕屈肌	1～2	30～50
掌长肌	1～2	20～30
尺侧腕屈肌	1～2	30～50

桡侧腕屈肌、掌长肌和尺侧腕屈肌均位于前臂第 1 层，定位时可先寻找和确定旋前圆肌，然后将探头稍向远端、尺侧移动，逐一定位。还须根据这 3 块肌肉的走行特点，移动超声探头时选择肌肉较厚处为注射点。注射时注意控制进针深度。尺侧腕屈肌肌腹比较薄，而且其下方有尺动脉、尺神经，注意避开。

第五节　超声引导下拳紧握肉毒毒素靶点注射技术

一、临床表现

拳紧握是脑血管意外后常见的手部肌肉肌张力增高所致的痉挛，主要涉及的肌肉包括指浅屈肌、指深屈肌、拇长屈肌、拇短屈肌，可伴有屈腕、拇指内收等异常表现（图 6-69）。

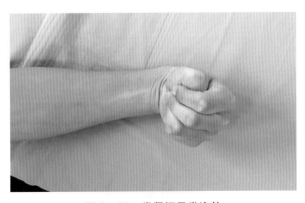

图 6-69　拳紧握异常姿势

二、相关肌肉及解剖

1. 指浅屈肌

指浅屈肌解剖见图 6-70。

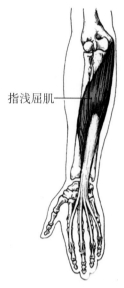

指浅屈肌

图 6-70 指浅屈肌解剖

部位：前臂第 2 层肌肉，位于掌长肌深面。

起点：肱骨骨内上髁及尺骨、桡骨前面上部。

止点：肌腹移行成 4 条肌腱，分别止于第 2—第 5 指中节指骨底两侧。

支配的神经：正中神经。

功能：近端固定，屈肘、屈腕和屈第 2—第 5 指的掌指关节和近节指间关节。

2. 指深屈肌

指深屈肌解剖见图 6-71。

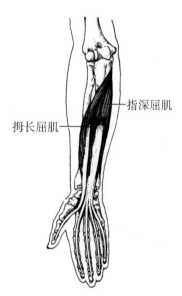

指深屈肌

拇长屈肌

图 6-71 指深屈肌、拇长屈肌解剖

部位：前臂第 3 层肌肉，位于指浅屈肌深面。

起点：尺骨前面和前臂骨间膜。

止点：第 2—第 5 指远节指骨底。

支配的神经：正中神经和尺神经。

功能：近端固定，屈腕、屈掌指关节和第 2—第 5 指的远侧的指间关节。

3. 拇长屈肌

拇长屈肌解剖见图 6 – 71。

部位：前臂第 3 层肌肉，位于指深屈肌的桡侧。

起点：桡骨前面和前臂骨间膜。

止点：拇指远节指骨底。

支配的神经：正中神经。

功能：近端固定，屈拇指的掌指关节和指间关节。

4. 拇短屈肌

拇短屈肌解剖见图 6 – 72。

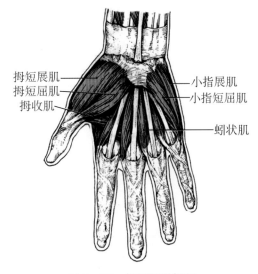

图 6 – 72　拇短屈肌解剖

部位：手掌鱼际内侧。

起点：屈肌支持带（腕横韧带）、大多角骨结节、小多角骨和第 1 掌骨尺侧。

止点：拇指近节指骨底掌面。

支配的神经：正中神经。

功能：掌指关节拇指的屈曲运动。

三、超声定位及注射

1. 肌肉解剖及影像图

与拳紧握相关的前臂中段、鱼际肌的横断面示意、肌肉解剖及影像图见图 6 – 59、图 6 – 60、图 6 – 73 和图 6 – 74。

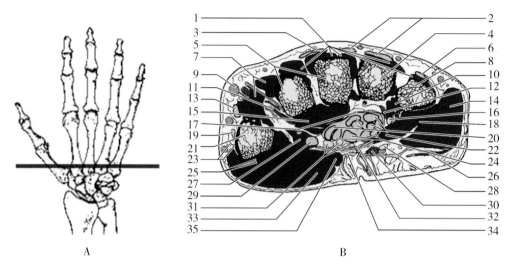

A   B

1：背侧骨间肌；2：指伸肌（腱）；3：食指伸肌（腱）；4：第4掌骨（底）；5：第2和第3掌骨（底）；6：小指伸肌（腱）；7：第1掌骨间背侧肌；8：第5掌骨；9：头静脉；10：掌侧骨间肌；11：掌深弓（发自桡动脉）；12：掌深弓（发自尺深动脉）；13：拇长伸肌（腱）；14：小指展肌；15：拇收肌（斜头）；16：尺神经（深支）；17：腕掌侧韧带；18：小指屈肌；19：拇短伸肌（腱）；20：指深屈肌（腱）；21：第1掌骨（头）；22：小指对掌肌；23：拇指背侧神经和动脉（和腱）；24：指浅屈肌（腱）；25：拇对掌肌；26：掌短肌；27：拇短屈肌（深头）；28：尺神经；29：拇长屈肌（腱）；30：尺动脉和尺静脉；31：正中神经；32：屈肌支持带；33：拇短展肌；34：掌腱膜；35：拇短屈肌（浅头）。

A：鱼际肌横断面示意；B：鱼际肌横断面解剖。

图6-73 鱼际肌横断面示意及解剖

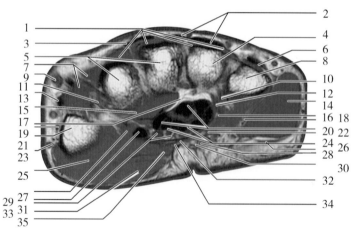

1：背侧骨间肌；2：指伸肌（腱）；3：食指伸肌（腱）；4：第4掌骨（底）；5：第2和第3掌骨（底）；6：小指伸肌（腱）；7：第1掌骨间背侧肌；8：第5掌骨；9：头静脉；10：掌侧骨间肌；11：掌深弓（发自桡动脉）；12：掌深弓（发自尺动脉）；13：拇长伸肌（腱）；14：小指展肌；15：拇收肌（斜头）；16：尺神经（深支）；17：腕掌侧韧带；18：小指屈肌；19：拇短伸肌（腱）；20：指深屈肌（腱）；21：第1掌骨（头）；22：小指对掌肌；23：拇指背侧神经和动脉（和腱）；24：指浅屈肌（腱）；25：拇对掌肌；26：掌短肌；27：拇短屈肌（深头）；28：尺神经；29：拇长屈肌（腱）；30：尺动脉和尺静脉；31：正中神经；32：屈肌支持带；33：拇短展肌；34：掌腱膜；35：拇短屈肌（浅头）。

图6-74 鱼际肌横断面影像

2. 超声定位

（1）指浅屈肌。上肢伸展，将超声探头置于前臂中段、中线偏尺侧，探头方向与前臂纵轴垂直（图6-75）。超声影像中第1层肌肉为掌长肌，第2层肌肉为指浅屈肌。被动牵伸近端指间关节，可见其收缩。指浅屈肌的下方为正中神经（图6-76）。

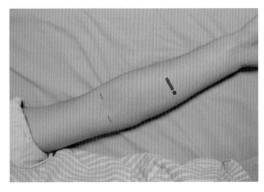

图6-75　指浅屈肌、指深屈肌超声定位

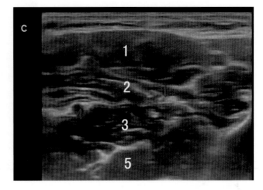

1：掌长肌；2：指浅屈肌；3：指深屈肌；4：尺动脉；

5：尺骨。红色箭头示正中神经。

图6-76　指浅屈肌、指深屈肌超声影像

（2）指深屈肌。体位和探头位置同指浅屈肌（图6-75）。第3层肌肉为指深屈肌，包绕在尺骨上。被动牵伸远端指间关节，可见其收缩。指深屈肌的上方有正中神经、尺动脉和尺神经经过（图6-76）。

（3）拇长屈肌。上肢伸展。将超声探头置于前臂中段、中线偏桡侧，探头方向与前臂纵轴垂直（图6-77）。超声影像中第1层肌肉为桡侧腕屈肌，第2层肌肉为指浅屈肌，第3层肌肉为拇长屈肌和指深屈肌，拇长屈肌包绕在桡骨上。被动伸展拇指指间关节，可见其收缩。拇长屈肌的桡侧有桡动脉（图6-78）。

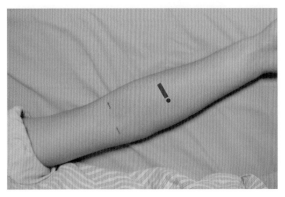

图6-77　拇长屈肌超声定位

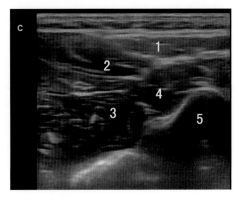

1：桡侧腕屈肌；2：指浅屈肌；3：指深屈肌；

4：拇长屈肌；5：桡骨。

图6-78　拇长屈肌超声影像

（4）拇短屈肌。手伸展。将探头置于大鱼际肌中段（图6-79）。图6-80中第1层肌肉为拇短展肌，第2层和第3层肌肉分别为拇短屈肌浅头、深头。被动伸展拇指掌指关节，可见其收缩。

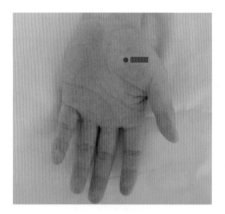

图6-79 拇短屈肌超声定位

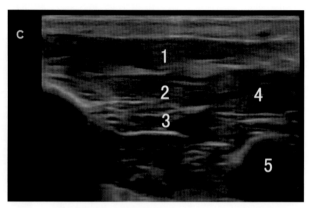

1：拇短展肌；2：拇短屈肌浅头；3：拇短屈肌深头；

4：拇对掌肌；5：第1掌骨。

图6-80 拇短屈肌超声影像

3. 超声引导拳紧握的注射技术

（1）指浅屈肌。上肢伸展。将超声探头置于前臂中段、中线偏尺侧，探头方向与前臂纵轴垂直。超声影像可清晰显示：第1层肌肉为掌长肌，第2层肌肉为指浅屈肌；可被动牵伸近端指间关节以确定。在超声影像上测量皮肤表面至指浅屈肌靶点处距离，在皮肤相应点标记后常规消毒。采用平面内成像，将针平行探头长轴刺入，待针至靶点后注入药液（图6-81和图6-82）。

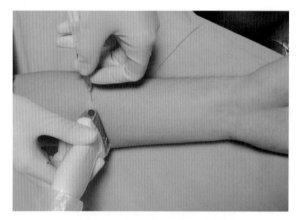

图6-81 超声引导指浅屈肌注射

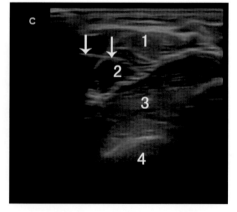

1：掌长肌；2：指浅屈肌；3：指深屈肌；

4：尺骨。白色箭头示针道。

图6-82 指浅屈肌注射超声影像

（2）指深屈肌。上肢伸展。将超声探头置于前臂中段、尺侧，探头方向与前臂纵轴垂直（图6-83）。图6-84清晰显示：第3层肌肉为指深屈肌，包绕在尺骨上；可被动牵伸远端指间关节以确定。在图6-84上测量皮肤表面至指深屈肌靶点处距离，在皮肤相应点标记后常规消毒。采用平面内成像，将针平行探头长轴刺入，待针至靶点后注入药液（图6-83和图6-84）。

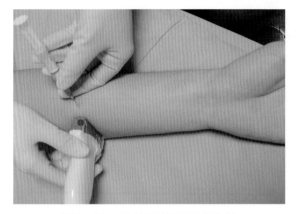

图6-83 超声引导指深屈肌注射

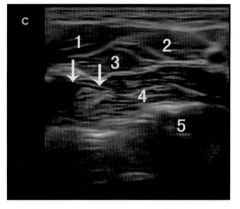

1：掌长肌；2：尺侧腕屈肌；3：指浅屈肌；4：指深屈肌；5：尺骨。白色箭头示针道。

图6-84 指深屈肌注射超声影像

（3）拇长屈肌。上肢伸展。将超声探头置于前臂中段、中线偏桡侧，探头方向与前臂纵轴垂直（图6-85）。图6-86可清晰显示：第1层肌肉为桡侧腕屈肌，第2层肌肉为指浅屈肌，第3层肌肉为拇长屈肌和指深屈肌，拇长屈肌包绕在桡骨上；可被动伸展拇指指间关节以确定。在图6-86上测量皮肤表面至拇长屈肌靶点处距离，在皮肤相应点标记后常规消毒。采用平面内成像，将针平行探头长轴刺入，待针至靶点后注入药液。

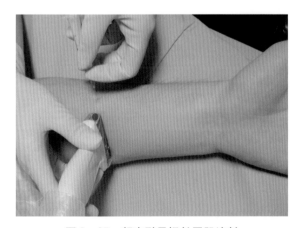

图6-85 超声引导拇长屈肌注射

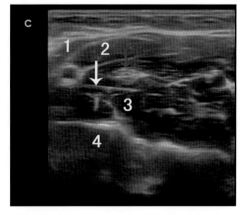

1：桡侧腕屈肌；2：指浅屈肌；3：拇长屈肌；4：桡骨。红色箭头：正中神经；白色箭头示针道。

图6-86 拇长屈肌注射超声影像

（4）拇短屈肌。手伸展。将超声探头置于大鱼际肌中段（图6-87）。图6-88清晰显示：第1层肌肉为拇短展肌，深层为拇短屈肌；可被动伸展拇指掌指关节以确定。选择肌肉最厚处，在图 6-88 上测量皮肤表面至拇短屈肌靶点处距离，常规消毒。采用平面外成像，待针至靶点后注入药液。

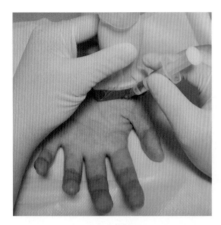

图 6-87　超声引导拇短屈肌注射

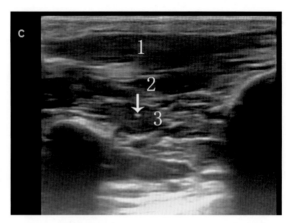

1：拇短展肌；2：拇短屈肌浅头；3：拇短屈肌深头。

白色箭头示针尖。

图 6-88　拇短屈肌注射超声影像

4. 注射剂量与注意事项

根据患者拳紧握严重程度，调整肉毒毒素注射位点和剂量，可按照 100 U/2 mL 的比例进行稀释。注射的参考剂量见表 6-5。

表 6-5　与拳紧握痉挛相关的肌肉肉毒毒素注射的位点和剂量

靶肌肉	注射位点/个	总剂量/U
指浅屈肌	2	30～60
指深屈肌	2	30～60
拇长屈肌	2	20～40
拇短屈肌	1	10～20

行指浅屈肌、指深屈肌注射时，须注意控制进针方向和深度，避免刺入周围的血管、神经。可采用主动或被动伸展指尖关节来确定肌肉，以及选择最佳位点。

第六节　超声引导下拇指内收肉毒毒素靶点注射技术

一、临床表现

拇指内收常伴有拇指屈曲、腕屈曲，是脑血管意外后常见的手部肌肉痉挛，主要涉及的肌肉为拇收肌、拇对掌肌、第 1 背侧骨间肌和拇短屈肌（图 6-89）。

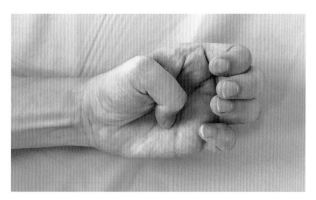

图 6 - 89 拇指内收异常姿势

二、相关肌肉及解剖

1. 拇收肌

拇收肌解剖见图 6 - 90。

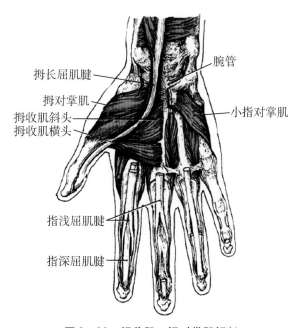

图 6 - 90 拇收肌、拇对掌肌解剖

部位：手掌深层肌，位于拇对掌肌的内侧，有 2 个头。

起点：斜头起自头状骨和屈肌支持带（腕横韧带），横头起自头状骨和第 3 掌骨掌面。

止点：拇指近节指骨底内侧。

支配的神经：尺神经。

功能：内收拇指，屈拇指近节指骨。

2．拇对掌肌

拇对掌肌解剖见图 6 - 90。

部位：大鱼际肌的第 2 层，拇短展肌深面。

起点：大多角骨结节和屈肌支持带（腕横韧带）。

止点：第 1 掌骨外侧。

支配的神经：正中神经。

功能：拇指对掌。

3．第 1 背侧骨间肌

第 1 背侧骨间肌解剖见图 6 - 91。

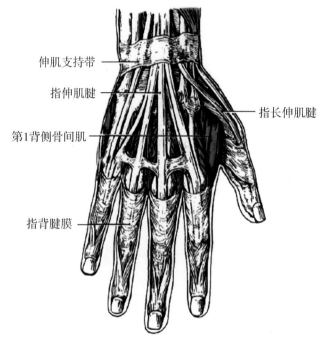

伸肌支持带

指伸肌腱

指长伸肌腱

第1背侧骨间肌

指背腱膜

图 6 - 91　第 1 背侧骨间肌解剖

部位：在第 1、第 2 掌骨之间，手掌背侧浅层。

起点：在第 1、第 2 掌骨间隙内以 2 个头起自掌骨的相对侧。

止点：第 1、第 2 近节指骨底。

支配的神经：尺神经。

功能：使拇指、示指分开。

4．拇短屈肌

拇短屈肌相关内容见本章第五节。

三、超声定位及注射

1．肌肉解剖及影像横断面

与拇指内收相关的鱼际肌的横断面示意、肌肉解剖及影像图见图 6 - 73 和图 6 - 74。

2．超声定位

（1）拇收肌。手伸展。将超声探头水平置于手掌鱼际肌横断面水平，第 2 掌骨处（图 6-92）。图 6-93 中第 1 层肌肉为拇短展肌，第 2 层肌肉为拇对掌肌、拇短屈肌浅头，第 3 层肌肉为拇短屈肌深头，第 4 层肌肉是拇收肌，下方为第 2 掌骨。被动伸展拇指掌指关节，可见其收缩。

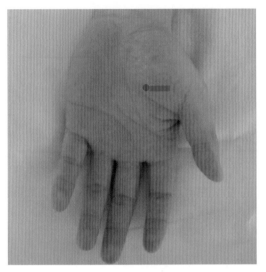

图 6-92　拇收肌超声定位

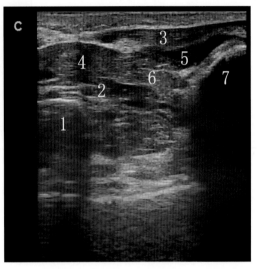

1：第 2 掌骨；2：拇收肌；3：拇短展肌；4：拇短屈肌浅头；5：拇对掌肌；6：拇短屈肌深头；7：第 1 掌骨。

图 6-93　拇收肌超声影像

（2）拇对掌肌。手伸展。将超声探头水平置于手掌鱼际肌横断面水平、鱼际肌最厚处（图 6-94）。图 6-95 中第 1 层肌肉为拇短展肌；第 2 层肌肉中，靠近第 1 掌骨为拇对掌肌，旁边为拇短屈肌浅头；第 3 层肌肉为拇短屈肌深头。被动做拇指对掌动作，可见其收缩。

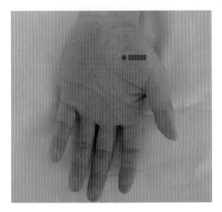

图 6-94　拇对掌肌超声定位

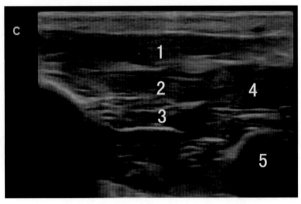

1：拇短展肌；2：拇短屈肌浅头；3：拇短屈肌深头；

4：拇对掌肌；5：第 1 掌骨。

图 6-95　拇对掌肌超声影像

（3）第1背侧骨间肌。手背朝上，手伸展。将超声探头水平置于第1、第2掌骨中间处（图6-96）。图6-97中第1、第2掌骨间的第1层肌肉为第1背侧骨间肌。

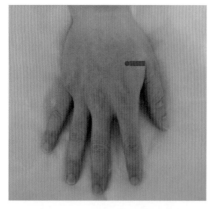

图6-96　第1背侧骨间肌超声定位

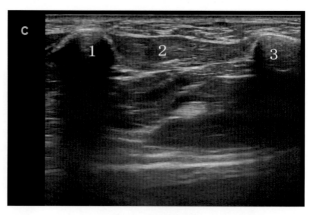

1：第2掌骨；2：第1背侧骨间肌；3：第1掌骨。

图6-97　第1背侧骨间肌超声影像

（4）拇短屈肌。拇短屈肌相关内容见本章第五节。

3. 超声引导拇指内收的注射技术

（1）拇收肌。手伸展。将超声探头水平置于手掌鱼际肌横断面水平、第2掌骨处（图6-98）。图6-99清晰显示：第1层肌肉为拇短展肌，第2层肌肉为拇对掌肌、拇短屈肌浅头，第3层肌肉为拇短屈肌深头，第4层肌肉是拇收肌，下方为第2掌骨；被动伸展拇指掌指关节以确定。选择肌肉最厚处，在超声影像上测量皮肤表面至拇收肌靶点处距离，常规消毒，采用平面外成像，待针至靶点后注入药液。

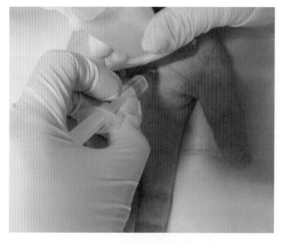

图6-98　超声引导拇收肌注射

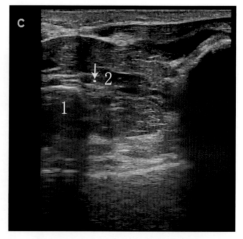

1：第2掌骨；2：拇收肌。白色箭头示针尖。

图6-99　拇收肌注射超声影像

（2）拇对掌肌。手伸展。将超声探头水平置于手掌鱼际肌横断面水平、鱼际肌最厚处（图6-100）。图6-101清晰显示：第1层肌肉为拇短展肌，第2层肌肉靠近第1掌骨为拇对掌肌，旁边为拇短屈肌浅头，第3层肌肉为拇短屈肌深头；被动做拇指对掌动作以确定。选择肌肉最厚处，在图6-101上测量皮肤表面至拇对掌肌靶点处距离，常规消毒，采用平面外成像，待针至靶点后注入药液。

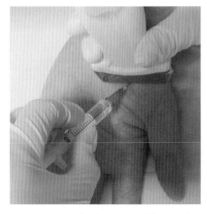

图6-100　超声引导拇对掌肌注射

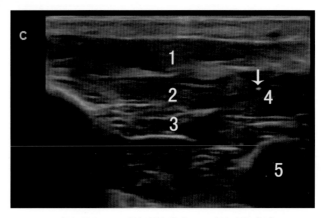

1：拇短展肌；2：拇短屈肌浅头；3：拇短屈肌深头；
4：拇对掌肌；5：第1掌骨。白色箭头示针尖。

图6-101　拇对掌肌注射超声影像

（3）第1背侧骨间肌。手背朝上，手伸展。将超声探头水平置于第1、第2掌骨中间处（图6-102）。图6-103清晰显示：手背第1、第2掌骨之间的第1层肌肉为第1背侧骨间肌。选择肌肉最厚处，在图6-103上测量皮肤表面至第1背侧骨间肌靶点处距离，常规消毒，采用平面外成像，待针至靶点后注入药液。

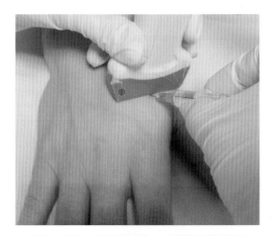

图6-102　超声引导第1背侧骨间肌注射

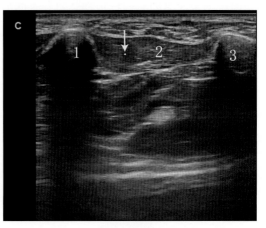

1：第2掌骨；2：第1背侧骨间肌；3：第1掌骨。
白色箭头示针尖。

图6-103　第1背侧骨间肌超声影像

（4）拇短屈肌。相关内容见本章第五节。

4. 注射剂量与注意事项

根据患者严重程度，调整肉毒毒素注射位点和剂量，按照 100 U/mL 的比例进行稀释（表 6-6）。

表 6-6　与拇指内收痉挛相关的肌肉肉毒毒素注射的位点和剂量

靶肌肉	注射位点/个	总剂量/U
拇收肌	1	10～20
拇对掌肌	1	10～20
第 1 背侧骨间肌	1	10～20
拇短屈肌	1	10～20

手部肌肉较小，应熟悉手部不同横断面肌肉的层次解剖关系，同时，让患者做主动内收拇指或被动外展拇指，观察肌肉收缩情况。此外，注意药物浓度。

第七节　超声引导下手固有肌痉挛肉毒毒素靶点注射技术

一、临床表现

手固有肌痉挛是脑部损伤后常见的肌张力异常导致的痉挛，常伴有指屈曲、腕屈曲，主要涉及的肌肉包括蚓状肌和骨间肌（图 6-104）。

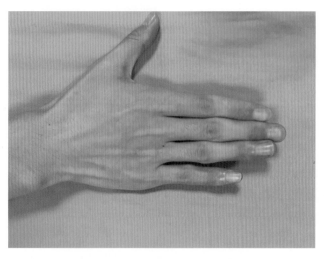

图 6-104　手固有肌痉挛的异常姿势

二、相关肌肉及解剖

1. 蚓状肌

蚓状肌解剖见图6-105。

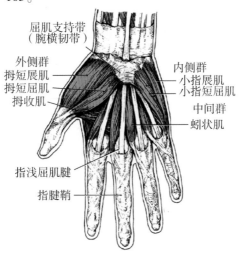

屈肌支持带
（腕横韧带）

外侧群
拇短展肌
拇短屈肌
拇收肌

内侧群
小指展肌
小指短屈肌
中间群
蚓状肌

指浅屈肌腱

指腱鞘

图6-105　蚓状肌解剖

部位：手掌中部，掌腱膜深面，各指深屈肌腱之间，手掌浅层肌。

起点：各指深屈肌腱桡侧。

止点：第2—第5指背腱膜。

支配的神经：第1、第2蚓状肌由正中神经支配，第3蚓状肌由正中神经和尺神经共同支配，第4蚓状肌由尺神经支配。

功能：屈第2—第5指的掌指间关节。

2. 背侧骨间肌

背侧骨间肌解剖见图6-106。

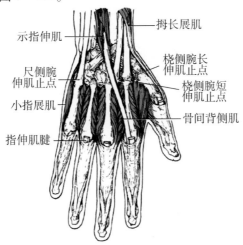

示指伸肌

尺侧腕
伸肌止点

小指展肌

指伸肌腱

拇长展肌

桡侧腕长
伸肌止点

桡侧腕短
伸肌止点

骨间背侧肌

图6-106　背侧骨间肌解剖

部位：手背浅层，各掌骨间隙之间。

起点：各掌骨间隙内以2个头起自掌骨的相对侧。

止点：第2—第4近节指骨底。

神经支配：尺神经。

功能：使各手指从中指分开。

三、超声定位及注射

1. 肌肉解剖及影像横断面

与拇指内收相关的手掌正中的横断面示意、肌肉解剖及影像图见图6-107和图6-108。

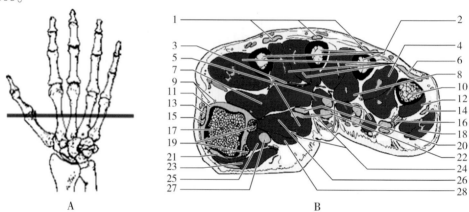

1：指伸肌（腱）；2：第2—第4掌骨（干）；3：掌深弓；4：背侧骨间肌；5：蚓状肌；6：小指伸肌（腱）；7：拇收肌（横头）；8：掌侧骨间肌；9：指背侧神经和拇指动脉；10：第5掌骨（头）；11：侧副韧带；12：小指对掌肌（腱）；13：拇短伸肌（腱）；14：小指短屈肌；15：拇短伸肌（腱）；16：尺神经（浅支）；17：第1掌骨（头）；18：小指展肌；19：籽骨；20：指深屈肌（腱）；21：拇指对掌肌（和肌腱附着）；22：指浅屈肌（腱）；23：拇短展肌；24：正中神经指掌侧总神经；25：拇短屈肌（浅头）；26：拇收肌（斜头）；27：拇长屈肌（腱）；28：拇短屈肌（深头）。

A：横断面示意；B：解剖。

图6-107　手掌正中横断面示意及解剖

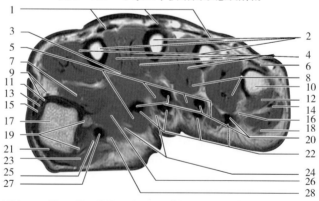

1：指伸肌（腱）；2：第2—第4掌骨（干）；3：掌深弓；4：背侧骨间肌；5：蚓状肌；6：小指伸肌（腱）；7：拇收肌（横头）；8：掌侧骨间肌；9：指背侧神经和拇指动脉；10：第5掌骨（头）；11：侧副韧带；12：小指对掌肌（腱）；13：拇短伸肌（腱）；14：小指短屈肌；15：拇短伸肌（腱）；16：尺神经（浅支）；17：第1掌骨（头）；18：小指展肌；19：籽骨；20：指深屈肌（腱）；21：拇指对掌肌（和肌腱附着）；22：指浅屈肌（腱）；23：拇短展肌；24：正中神经指掌侧总神经；25：拇短屈肌（浅头）；26：拇收肌（斜头）；27：拇长屈肌（腱）；28：拇短屈肌（深头）。

图6-108　手掌正中横断面影像

2. 超声定位

（1）蚓状肌。手伸展，手掌向上放在治疗台。将超声探头水平置于手掌正中（图6−109）。图6−110中手掌皮下第1层回声稍低、类椭圆形肌肉为蚓状肌，蚓状肌间回声稍高、类圆形的影像为指浅、指深屈肌腱；主动屈掌指关节或被动伸展掌指关节、伸指间关节，可见其收缩。

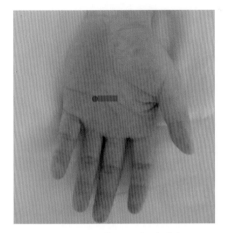

图6−109 蚓状肌超声定位

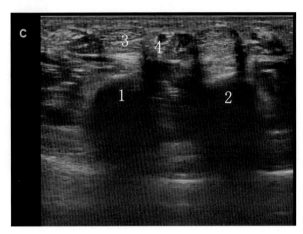

1：第4掌骨；2：第3掌骨；3：指浅、指深屈肌腱；4：蚓状肌。

图6−110 蚓状肌超声影像

（2）背侧骨间肌。手伸展，手背向上放在治疗台。将超声探头水平置于手掌正中（图6−111）。图6−112中掌骨之间的第1层肌肉为背侧骨间肌；主动屈掌指关节或被动伸展掌指关节、伸指间关节，可见其收缩。

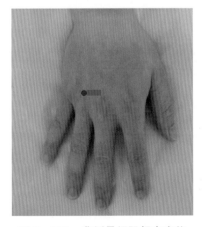

图6−111 背侧骨间肌超声定位

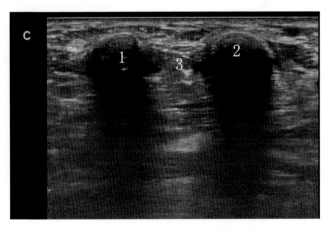

1：第4掌骨；2：第3掌骨；3：背侧骨间肌。

图6−112 背侧骨间肌超声影像

3. 超声引导手固有肌痉挛的注射技术

（1）蚓状肌。手伸展，手掌向上放在治疗台。将超声探头水平置于手掌正中（图6−113）。图6−114清晰显示：皮下第1层回声稍低、类椭圆形肌肉为蚓状肌，蚓状肌间回声稍高、类圆形的影像为指浅、指深屈肌腱；主动屈掌指关节以确定。选择肌肉最厚处，在图6-114上测量皮肤表面至蚓状肌靶点处距离，常规消毒，采用平面外成像，待针至靶点后注入药液。

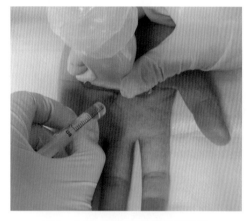

图6-113　超声引导蚓状肌注射

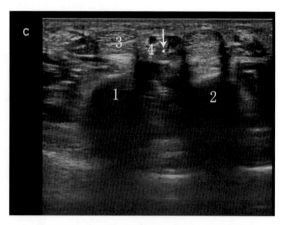

1：第4掌骨；2：第3掌骨；3：指浅、指深屈肌腱；
4：蚓状肌。白色箭头示针尖。
图6-114　蚓状肌注射超声影像

（2）背侧骨间肌。手伸展，手背向上放在治疗台。将超声探头水平置于手掌正中（图6-115）。图6-116清晰显示：掌骨之间的第1层肌肉为背侧骨间肌；主动屈掌指关节以确定。选择肌肉最厚处，在图6-116上测量皮肤表面至背侧骨间肌靶点处距离，常规消毒，采用平面外成像，待针至靶点后注入药液。

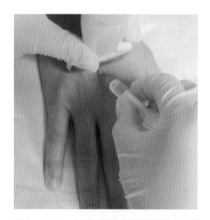

图6-115　超声引导背侧骨间肌注射

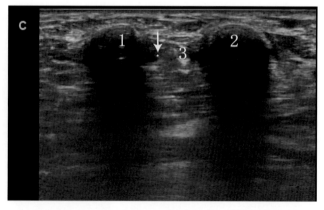

1：第4掌骨；2：第3掌骨；3：背侧骨间肌。白色箭头示针尖。
图6-116　背侧骨间肌注射超声影像

4. 注射剂量与注意事项

根据患者手固有肌痉挛严重程度，调整肉毒毒素注射位点和剂量。按照100 U/mL的比例进行稀释（表6-7）。

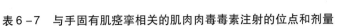

表 6-7　与手固有肌痉挛相关的肌肉肉毒毒素注射的位点和剂量

靶肌肉	注射位点/个	总剂量/U
蚓状肌	1	10～20
背侧骨间肌	1	10～20

注射位点为每块肌肉。

注射时应先在超声影像上测量皮肤表面至靶点处距离，注意控制深度；同时，由于手部感觉敏锐，进针、拔针速度应快。

（郑耀超　罗利　柯松坚　伍少玲）

第七章

超声引导下下肢肉毒毒素靶点注射技术

第一节　超声引导下髋内收肉毒毒素靶点注射技术

一、临床表现

　　髋内收是脑血管疾病、脑外伤、脊髓损伤、儿童脑瘫等常见的肢体功能障碍，表现为剪刀样步态。其异常姿势见图 7－1。

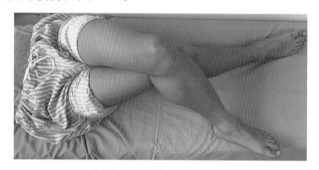

图 7－1　髋内收异常姿势

二、相关肌肉及解剖

1. 耻骨肌

耻骨肌解剖见图 7－2。

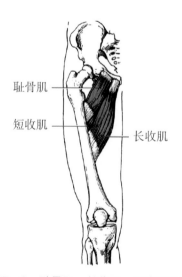

图 7－2　耻骨肌、长收肌、短收肌解剖

部位：大腿内侧上部浅层。

起点：耻骨上支、耻骨梳。

止点：耻骨肌线、股骨小粗隆下。

神经支配：股神经第 3—第 4 腰椎或闭孔神经第 2—第 4 腰椎。

功能：近端固定，使大腿在髋关节处屈、内收和旋外；远端固定，两侧同时收缩使骨盆前倾。

2．长收肌、短收肌

长收肌、短收肌解剖见图 7－2。

部位：大腿内侧浅层，耻骨肌内下方。

起点：耻骨支、耻骨结节附近。

止点：股骨粗线唇中部。

神经支配：闭孔神经。

功能：近端固定，使大腿在髋关节处内收、旋外和大腿屈；远端固定，一侧收缩使骨盆向同侧倾，两侧同时收缩使骨盆前倾。

3．股薄肌

股薄肌解剖见图 7－3。

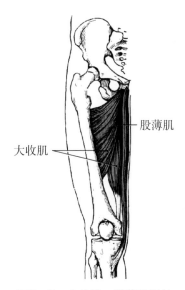

图 7－3　大收肌、股薄肌解剖

部位：大腿最内侧。

起点：耻骨下支。

止点：胫骨上端内侧。

神经支配：闭孔神经。

功能：近端固定，使大腿内收、大腿屈、小腿屈和小腿旋内；远端固定，两侧同时收缩使骨盆前倾。

4．大收肌

大收肌解剖见图7－3。

部位：大腿内侧深层。

起点：坐骨结节、坐骨支和耻骨下支。

止点：股骨粗线内侧唇上2/3及股骨内上髁。

神经支配：闭孔神经及坐骨神经内侧分支。

功能：近端固定，使大腿在髋关节处内收、后伸和旋外；远端固定，一侧收缩使骨盆向同侧倾，两侧同时收缩使骨盆后倾。

三、超声定位及注射

1．肌肉解剖及影像

与髋内收相关的大腿上段横断面、大腿中上段横断面的示意、解剖及影像见图7－4至图7－7。

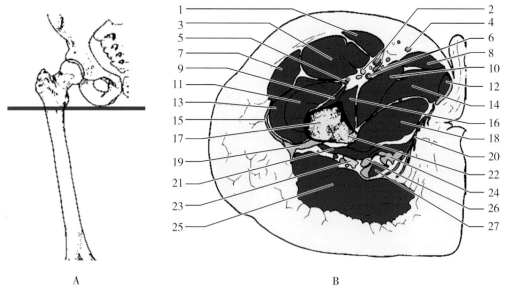

A   B

1：缝匠肌；2：股动脉、静脉和神经；3：股直肌；4：大隐静脉；5：旋股动静脉；6：股深动静脉；7：阔筋膜张肌；8：长收肌；9：股内侧肌；10：耻骨肌；11：股中间肌；12：股薄肌；13：股外侧肌；14：短收肌；15：髂胫束；16：髂腰肌；17：股骨；18：大收肌；19：股外侧肌间隔；20：闭孔内肌；21：股方肌；22：小转子；23：坐骨神经；24：半膜肌（腱）；25：臀大肌；26：股二头肌（腱）；27：半腱肌（腱）。

A：大腿上段横断面示意；B：大腿上段横断面解剖。

图7－4　大腿上段横断面示意及解剖

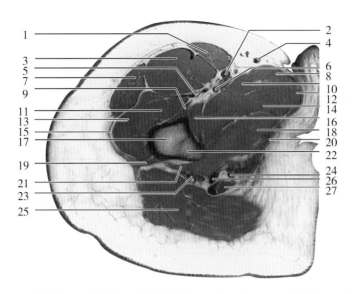

1：缝匠肌；2：股动脉、静脉和神经；3：股直肌；4：大隐静脉；5：旋股动静脉；6：股深动静脉；7：阔筋膜张肌；8：长收肌；9：股内侧肌；10：耻骨肌；11：股中间肌；12：股薄肌；13：股外侧肌；14：短收肌；15：髂胫束；16：髂腰肌；17：股骨；18：大收肌；19：股外侧肌间隔；20：闭孔内肌；21：股方肌；22：小转子；23：坐骨神经；24：半膜肌（腱）；25：臀大肌；26：股二头肌（腱）；27：半腱肌（腱）。

图 7-5　大腿上段横断面影像

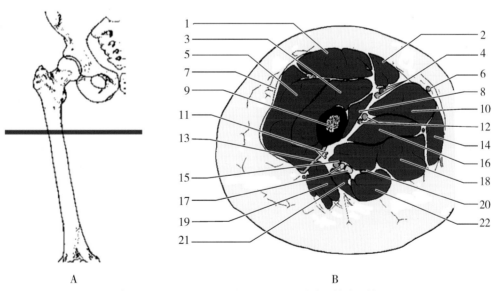

1：股直肌；2：缝匠肌；3：股中间肌；4：股动脉、静脉和神经；5：股外侧肌；6：大隐静脉；7：髂胫束；8：股内侧肌；9：股骨；10：长收肌；11：股深动脉静脉；12：股深动静脉；13：股外侧肌间隔；14：股薄肌；15：与坐骨神经伴行的动静脉；16：短收肌；17：坐骨神经；18：大收肌；19：臀大肌；20：半膜肌（腱）；21：股二头肌；22：半腱肌。

A：大腿中上段横断面示意；B：大腿中上段横断面解剖。

图 7-6　大腿中上段横断面示意及解剖

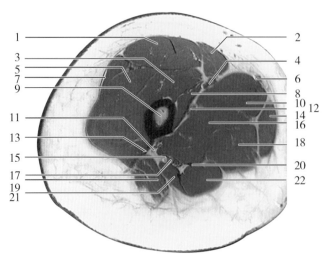

1：股直肌；2：缝匠肌；3：股中间肌；4：股动脉、静脉和神经；5：股外侧肌；6：大隐静脉；7：髂胫束；8：股内侧肌；9：股骨；10：长收肌；11：股深动脉静脉；12：股深动静脉；13：股外侧肌间隔；14：股薄肌；15：与坐骨神经伴行的动静脉；16：短收肌；17：坐骨神经；18：大收肌；19：臀大肌；20：半膜肌（腱）；21：股二头肌；22：半腱肌。

图7-7　大腿中上段横断面影像

2. 超声定位

（1）耻骨肌、长收肌、短收肌、大收肌。患者取仰卧位，双下肢自然伸展。将超声探头置于大腿前内侧、上段，探头方向与耻骨、胫骨内侧连线垂直（图7-8）。图7-9中大腿内侧第1层肌肉为长收肌；第2层肌肉外侧为耻骨肌，耻骨肌外侧可见搏动的股动脉，耻骨肌旁边为短收肌；第3层肌肉为大收肌；主动内收大腿或被动牵拉外展大腿可见上述肌肉收缩活动。

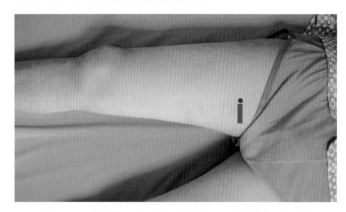

图7-8　耻骨肌、长收肌、短收肌、大收肌超声定位

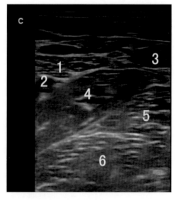

1：缝匠肌；2：股动脉；3：长收肌；4：耻骨肌；5：短收肌；6：大收肌。

图7-9　耻骨肌、长收肌、短收肌、大收肌超声影像

（2）股薄肌、长收肌、短收肌、大收肌。患者取仰卧位，双下肢自然伸展。将超声探头置于大腿前内侧、中上 1/3 处，探头方向与耻骨、胫骨内侧连线垂直（图7-10）。图7-11 中大腿内侧第 1 层肌肉为股薄肌；第 2 层肌肉外侧为长收肌，内侧为短收肌；第 3 层肌肉为大收肌，大收肌横断面较宽大；主动内收大腿或被动牵拉外展大腿可见上述肌肉收缩活动。

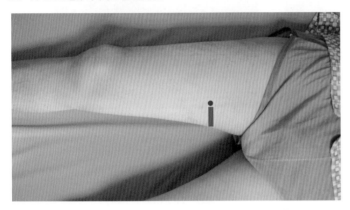

图7-10　股薄肌、长收肌、短收肌、大收肌超声定位

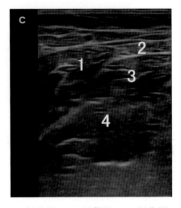

1：长收肌；2：股薄肌；3：短收肌；
4：大收肌。

图7-11　股薄肌、长收肌、
短收肌、大收肌超声影像

3. 超声引导髋内收的注射技术

（1）长收肌、短收肌。患者取仰卧位，双下肢自然伸展。将超声探头置于大腿内侧、上段，探头方向与耻骨、胫骨内侧连线垂直。超声影像清晰显示：大腿内侧第 1 层肌肉为股薄肌；第 2 层肌肉浅层为长收肌，深层为短收肌；可被动牵拉外展大腿以确定。在超声影像上分别测量皮肤表面至长收肌、短收肌靶点处距离，在皮肤相应点标记后常规消毒。采用平面内成像，针体平行探头长轴刺入，先到浅层的长收肌，至靶点后注入药液（图7-12 和图7-13）；将针继续缓慢刺入深层的短收肌至靶点后注入药液（图7-14）。

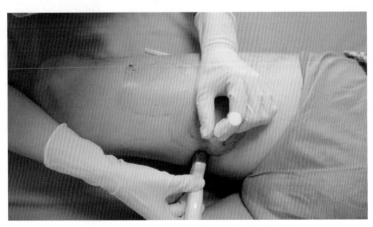

图7-12　超声引导长收肌、短收肌注射

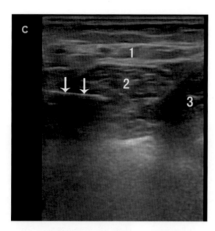

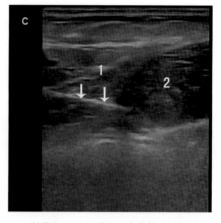

1：股薄肌；2：长收肌；3：短收肌。　　　1：长收肌；2：短收肌。白色箭头示针道。

白色箭头示针道。　　　图7-14　短收肌注射超声影像

图7-13　长收肌注射超声影像

（2）大收肌。患者取仰卧位，双下肢自然伸展，超声探头置于大腿内侧、中上1/3处，探头方向与耻骨、胫骨内侧连线垂直。超声影像可清晰显示：大腿内侧第1层肌肉为股薄肌；第2层肌肉由浅至深分别为长收肌、短收肌、大收肌；可被动牵拉外展大腿以确定。明确肌肉分层后，可稍将探头向大腿后方移动或倾斜探头等，选择合适进针点和注射路径，减少进针点至大收肌靶点距离。在超声影像上分别测量皮肤表面至大收肌靶点处距离，在皮肤相应点标记后常规消毒。采用平面内成像，针体平行探头长轴刺入，至靶点后注入药液（图7-15和图7-16）。

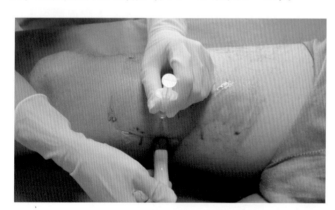

图7-15　超声引导大收肌注射

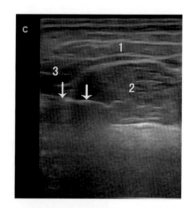

1：股薄肌；2：大收肌；3：短收肌。

白色箭头示针道。

图7-16　大收肌注射超声影像

4. 注射剂量与注意事项

根据患者髋内收肌群张力增高的严重程度，调整肉毒毒素注射位点和剂量，按照100 U/2 mL的比例进行稀释。长收肌、短收肌、大收肌是主要注射肌肉（表7-1）。

表7－1　与髋内收痉挛相关的肌肉肉毒毒素注射的位点和剂量

靶肌肉	注射位点/个	总剂量/U
耻骨肌	1～2	20～50
长收肌	2～3	50～100
短收肌	2	50～80
股薄肌	2	40～60
大收肌	2～3	80～200

注意事项如下。

（1）由于大腿内收肌群肌肉厚，因此对于体型比较胖的患者，深层肌肉显示欠清，须调整合适参数（如时间增益补偿、图像优化等）。也可在深层肌肉（大收肌）注射时，按上述方法放置探头，即超声探头置于大腿内侧、股薄肌表面，超声影像显示第1层肌肉为股薄肌；第2层肌肉由浅至深分别为长收肌、短收肌、大收肌。可稍将探头向大腿后方移动或倾斜探头等，选择合适进针点和注射路径，减少进针点至大收肌靶点距离。

（2）须熟悉内收肌群各肌肉的起点和止点。超声定位过程中，可移动探头、加压或被动牵拉外展大腿等以确定。有时单靠肌肉分层较难确定是哪块肌肉。

（3）注射时，将超声探头置于大腿内侧、股薄肌表面，采用平面内穿刺技术进行肌肉分层注射；根据患者情况移动或倾斜探头，选择合适进针点和注射路径。

第二节　超声引导下髋屈曲肉毒毒素靶点注射技术

一、临床表现

髋屈曲常与髋内收并存，主要涉及的肌肉为髂腰肌、股直肌和内收肌。其异常姿势见图7－17。

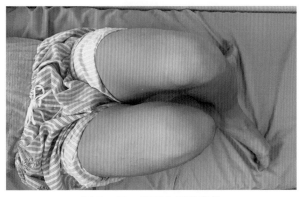

图7－17　髋屈曲异常姿势

二、相关肌肉及解剖

1. 髂腰肌

髂腰肌解剖见图 7 – 18。

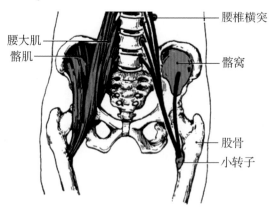

腰大肌
髂肌
腰椎横突
髂窝
股骨
小转子

图 7 – 18　髂腰肌解剖

部位：腰椎两侧和髂窝内，由腰大肌和髂肌组成。

起点：腰大肌起自第 12 胸椎、第 1—第 5 腰椎椎体侧面和横突，髂肌起自髂窝。

止点：股骨小转子。

神经支配：腰丛的肌支，第 2—第 4 腰椎。

功能：近端固定，使大腿在髋关节处屈和旋外；远端固定，使躯干侧屈，两侧固定则使躯干前屈和骨盆前倾。

2. 股直肌

股直肌解剖见图 7 – 19。

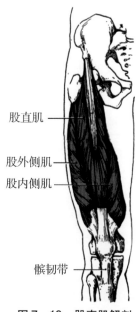

股直肌
股外侧肌
股内侧肌
髌韧带

图 7 – 19　股直肌解剖

部位：位于大腿前面侧肌、浅层。

起点：髂前下棘，髋臼上缘。

止点：与股中间肌、股内侧肌、股外侧肌合成1条肌腱包绕髌骨，向下延成髌韧带止于胫骨粗隆。

神经支配：股神经。

功能：近端固定，使大腿在髋关节处屈。

3. 内收肌

相关内容见本章第一节。

三、超声定位及注射

1. 肌肉解剖及影像

与髋屈曲相关的大腿上段横断面的示意、解剖及影像见图7-4和图7-5。

2. 超声定位

（1）髂腰肌。患者取仰卧位，双下肢自然伸展。将超声探头置于腹股沟韧带中外1/3处，探头方向与大腿长轴垂直（图7-20）。超声影像中股骨头上方的较厚肌肉为髂腰肌（图7-21）。

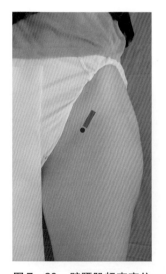

图7-20　髂腰肌超声定位

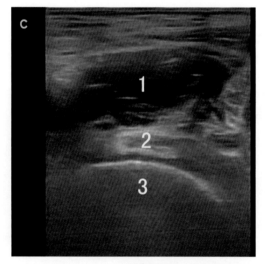

1：髂腰肌肌束；2：髂腰肌肌腱；3：股骨头。

图7-21　髂腰肌超声影像

（2）股直肌。患者仰卧位，双下肢自然伸展。将超声探头置于髌骨与髂前上棘连线中点处，探头方向与股骨长轴垂直（图7-22）。超声影像中第1层肌肉为股直肌，其横断面呈椭圆形；内侧为股内侧肌，外侧为股外侧肌，下方为股中间肌，形态宽大，包绕股骨（图7-23）。

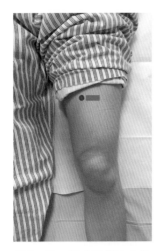

图 7-22　股直肌超声定位

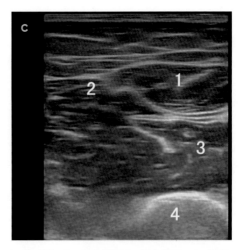

1：股直肌；2：股内侧肌 3：股中间肌；4：股骨。

图 7-23　股直肌超声影像

（3）内收肌。相关内容见本章第一节。

3．超声引导髋屈曲的注射技术

（1）髂腰肌。患者取仰卧位，双下肢自然伸展。将超声探头置于腹股沟韧带中外1/3 处，探头方向与大腿长轴垂直。超声影像可清晰显示：股骨头上方的较厚肌肉为髂腰肌。选择肌肉最厚处，在超声影像上测量皮肤表面至髂腰肌靶点处距离。常规消毒，采用平面外成像，待针至靶点后注入药液（图 7-24 和图 7-25）。

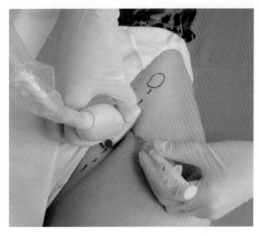

图 7-24　超声引导髂腰肌注射

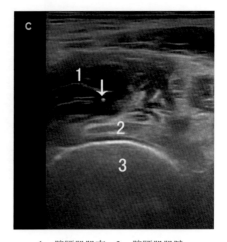

1：髂腰肌肌束；2：髂腰肌肌腱；

3：股骨头。白色箭头示针尖。

图 7-25　髂腰肌注射超声影像

（2）股直肌。患者取仰卧位，双下肢自然伸展。将超声探头置于髌骨与髂前上棘连线中点处，探头方向与股骨长轴垂直。超声影像清晰显示：第 1 层肌肉为股直肌，其横断面呈椭圆形；上、下移动探头，观察股直肌走行。确认股直肌后，将探头稍向内侧移动，选择合适注射点，在超声影像上测量皮肤表面至股直肌靶点处距离，在皮肤相应点标记后常规消毒。采用平面内成像，将针平行探头长轴刺入，待针至靶点后注入药液（图 7 - 26 和 7 - 27）。

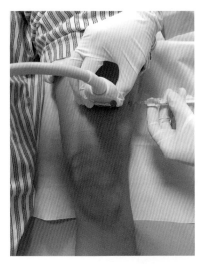

图 7 - 26　超声引导股直肌注射

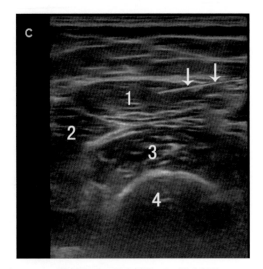

1：股直肌；2：股内侧肌；3：股中间肌；
4：股骨。白色箭头示针道。

图 7 - 27　股直肌注射超声影像

（3）内收肌。相关内容见本章第一节。

4. 注射剂量与注意事项

根据患者髋屈曲严重程度，调整肉毒毒素注射位点和剂量，按照 100 U/2 mL 的比例进行稀释。注射的参考剂量见表 7 - 2。

表 7 - 2　与髋屈曲痉挛相关的肌肉肉毒毒素注射的位点和剂量

靶肌肉	注射位点/个	总剂量/U
髂腰肌	1～2	60～120
股直肌	2～4	80～160

注意事项如下。

（1）髂腰肌注射时，应尽量靠近腹股沟韧带，在超声引导下选择肌肉丰厚处为靶点。注意区分肌肉、肌腱，肌肉为低回声，肌腱为高回声。尽量靠近腹股沟韧带，并选择偏外侧进行注射，若太靠近内侧，易触及血管、神经。

（2）超声引导股直肌注射，采用平面内成像方式优于平面外成像，可避免注射深度过深导致药液注入股中间肌，影响伸膝肌力，进而影响患者站立功能。此外，股直肌也有伸膝功能，须注意控制肉毒毒素注射剂量。

第三节　超声引导下膝屈曲肉毒毒素靶点注射技术

一、临床表现

膝屈曲痉挛较髋内收少见。步行时，为了能达到动态平衡，膝屈曲常伴髋屈曲，常见于脑瘫患儿。其异常姿势见图7-28。

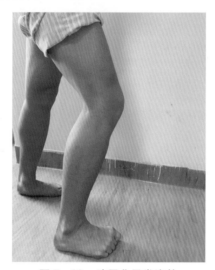

图7-28　膝屈曲异常姿势

二、相关肌肉及解剖

1. 半腱肌

半腱肌解剖见图7-29。

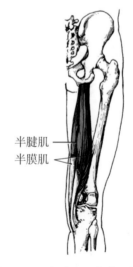

半腱肌
半膜肌

图7-29　半腱肌、半膜肌解剖

部位：大腿后面的内侧。

起点：坐骨结节。

止点：胫骨上端内侧面。

神经支配：坐骨神经。

功能：伸髋关节、屈膝关节并微旋内。

2．半膜肌

半膜肌解剖见图 7 - 29。

部位：半腱肌的深面。

起点：坐骨结节。

止点：胫骨内侧髁后面。

神经支配：坐骨神经。

功能：伸髋关节、屈膝关节并微旋内。

3．股二头肌

股二头肌解剖见图 7 - 30。

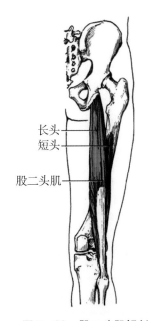

长头

短头

股二头肌

图 7 - 30　股二头肌解剖

部位：大腿后面的外侧，有长头、短头。

起点：长头起于坐骨结节，短头起于股骨粗线。

止点：腓骨头。

神经支配：坐骨神经。

功能：伸髋关节、屈膝关节并微旋外。

4．腓肠肌

腓肠肌相关内容详见本章第五节。

三、超声定位及注射

1. 肌肉解剖及影像图

与膝屈曲相关的大腿中段横断面的示意、解剖及影像图见图7-31和图7-32。

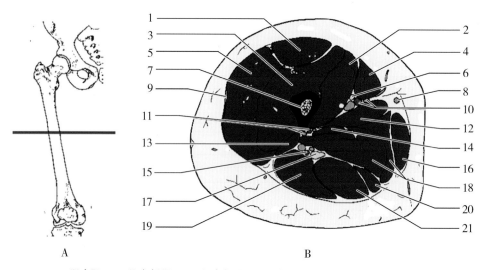

A　大腿中段横断面示意；B　大腿中段横断面解剖。

1：股直肌；2：股内侧肌；3：股中间肌；4：缝匠肌；5：股外侧肌；6：隐神经；7：股骨；8：大隐静脉；9：髂胫束；10：股动静脉；11：股深动静脉；12：长收肌；13：股二头肌（短头）；14：短收肌；15：坐骨神经动脉；16：股薄肌；17：坐骨神经；18：大收肌；19：股二头肌（长头）；20：半膜肌；21：半腱肌。

图7-31　大腿中段横断面示意及解剖

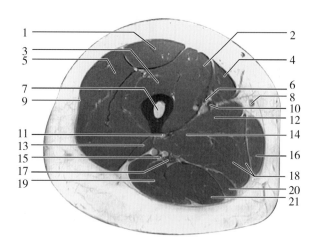

1：股直肌；2：股内侧肌；3：股中间肌；4：缝匠肌；5：股外侧肌；6：隐神经；7：股骨；8：大隐静脉；9：髂胫束；10：股动静脉；11：股深动静脉；12：长收肌；13：股二头肌（短头）；14：短收肌；15：坐骨神经动脉；16：股薄肌；17：坐骨神经；18：大收肌；19：股二头肌（长头）；20：半膜肌；21：半腱肌。

图7-32　大腿中段横断面影像

2. 超声定位

（1）半腱肌、半膜肌。患者取俯卧位，双下肢自然伸展。将超声探头置于大腿后方中段、中线偏内侧，探头方向与大腿长轴垂直（图 7-33）。大腿后方内侧的第 1 层肌肉为半腱肌，第 2 层肌肉为半膜肌（图 7-34）。

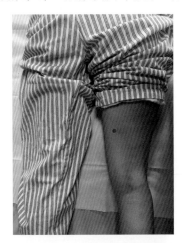

图 7-33　半腱肌、半膜肌超声定位

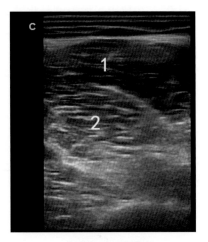

1：半腱肌；2：半膜肌。

图 7-34　半腱肌、半膜肌超声影像

（2）股二头肌。体位和探头放置同半腱肌，将探头水平向外侧移动（图 7-35）。在大腿后方外侧可见股二头肌横断面，包括长头、短头，长头位置较表浅，短头位于长头深部；股二头肌内侧为半腱肌、半膜肌；股二头肌和股骨之间为大收肌，两肌肉之间为坐骨神经（图 7-36）。

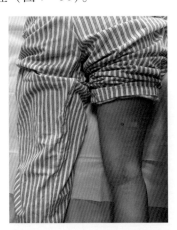

图 7-35　股二头肌超声定位

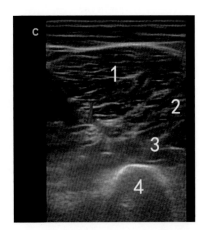

1：股二头肌长头；2：股二头肌短头；3：大收肌；4：股骨。红色箭头示坐骨神经。

图 7-36　股二头肌超声影像

在超声定位上述大腿后方 3 块肌肉，若患者保持俯卧位困难，也可取健侧卧位。被动牵拉伸展膝关节时，超声影像中可见肌肉收缩活动。

（3）腓肠肌。详见本章第五节。

3. 超声引导膝屈曲的注射技术

（1）半腱肌、半膜肌。患者取俯卧位，双下肢自然伸展。将超声探头置于大腿后方中段、中线偏内侧，探头方向与大腿长轴垂直。超声影像可清晰显示：大腿后方内侧的第1层肌肉为半腱肌，第2层肌肉为半膜肌。在大腿后方中段半腱肌、半膜肌最厚处进行分层注射。在超声影像上测量皮肤表面至半膜肌靶点处距离，常规消毒。采用平面外成像，待针至靶点后注入药液（图7-37和图7-38）。可上、下移动探头，观察肌肉走行、肌间隔/肌外膜及肌肉分层等。

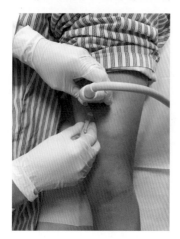

图7-37　超声引导半腱肌、半膜肌注射

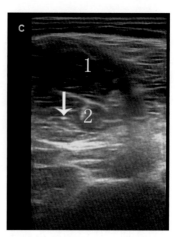

1：半腱肌；2：半膜肌。白色箭头示针尖。

图7-38　半腱肌、半膜肌注射超声影像

（2）股二头肌。体位和探头放置同半腱肌，将探头水平向外侧移动。超声影像可清晰显示：大腿后方外侧的股二头肌横断面，包括长头、短头，长头位置较表浅，短头位于长头深部；股二头肌和股骨之间为大收肌，两肌肉之间为坐骨神经。选择大腿后方中段肌肉最厚处进行分层注射，在超声影像上测量皮肤表面至股二头肌靶点处距离，常规消毒。采用平面外成像，待针至靶点后注入药液（图7-39和图7-40）。

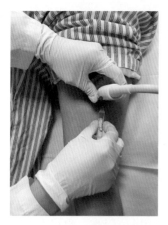

图7-39　超声引导股二头肌注射

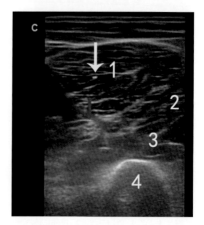

1：股二头肌长头；2：股二头肌短头；3：大收肌；
4：股骨。红色箭头示坐骨神经；白色箭头示针尖。

图7-40　股二头肌注射超声影像

在超声定位上述大腿后方 3 块肌肉，如患者保持俯卧位困难，可取健侧卧位。也可以采用平面内成像注射，但平面外成像注射较好，因可在同一进针点，采用分层注射，可同时注射深层、浅层肌肉。被动牵拉伸展膝关节时，超声影像中可见肌肉收缩活动，可更容易显示肌肉分隔、分层情况。

（3）腓肠肌。相关内容详见本章第五节。

4．注射剂量与注意事项

根据患者膝屈曲严重程度，调整肉毒毒素注射位点和剂量，按照 100 U/2 mL 的比例进行稀释。注射的参考剂量见表 7 - 3。

表 7 - 3　与膝屈曲痉挛相关的肌肉肉毒毒素注射的位点和剂量

靶肌肉	注射位点/个	总剂量/U
半腱肌	2～4	100～150
半膜肌	2～4	100～150
股二头肌	2～4	100～200
腓肠肌	2～4	120～200

注意事项如下。

（1）大腿后方的半腱肌、半膜肌、股二头肌的体积均较大，超声定位时，应上、下移动探头，观察肌肉走行和分隔，选择大腿中段肌肉丰厚处准确定位注射；坐骨神经行走于大腿后方中线，在大腿中线两侧进行注射时，应注意避免误伤之。

（2）超声引导半膜肌注射时，若进针太深，易触及大收肌。

第四节　超声引导下膝伸展肉毒毒素靶点注射技术

一、临床表现

膝伸展主要是股四头肌肌张力增高所致，特别是股中间肌。其异常姿势见图 7 -41。

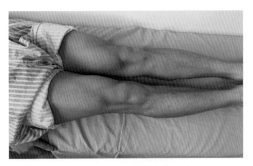

图 7 -41　膝伸展异常姿势

二、相关肌肉及解剖

1. 股直肌

股直肌解剖见图 7 - 42。

部位：大腿前群中间、第 1 层。

起点：髂前下棘、髋臼下缘。

止点：胫骨粗隆。

神经支配：股神经。

功能：伸膝关节、屈髋关节。

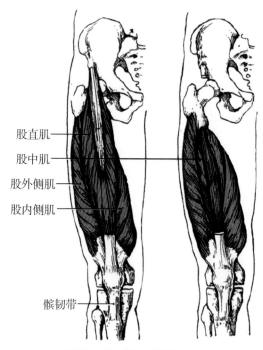

股直肌

股中肌

股外侧肌

股内侧肌

髌韧带

图 7 - 42　股四头肌解剖

2. 股内侧肌

股内侧肌解剖见图 7 - 42。

部位：大腿前群内侧、第 1 层。

起点：股骨粗线内侧唇。

止点：胫骨粗隆。

神经支配：股神经。

功能：伸膝关节。

3. 股外侧肌

股外侧肌解剖见图 7 - 42。

部位：大腿前群外侧、第 1 层。

起点：股骨粗线外侧唇。

止点：胫骨粗隆。

神经支配：股神经。

功能：伸膝关节。

4．股中间肌

股中间肌解剖见图 7 - 42。

部位：大腿前群中间、第 2 层。

起点：股骨体前面。

止点：胫骨粗隆。

神经支配：股神经。

功能：伸膝关节。

三、超声定位及注射

1．肌肉解剖及影像

与膝伸展相关的大腿中下段横断面的示意、解剖及影像图见图 7 - 43 和图 7 - 44。

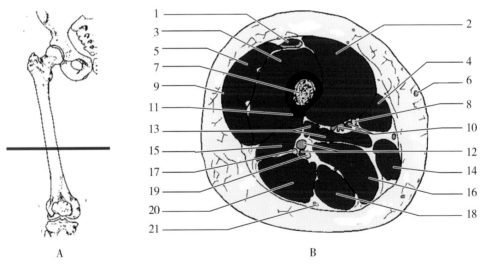

　　1：股直肌（和肌腱）；2：股内侧肌；3：股中间肌；4：缝匠肌；5：股外侧肌；
6：大隐静脉；7：股骨；8：隐神经；9：髂胫束；10：股动静脉；11：股骨粗线；12：股
深动静脉穿通支；13：大收肌；14：股薄肌；15：股二头肌（短头）；16：半膜肌；
17：腓总神经；18：半腱肌；19：胫神经；20：股二头肌（长头）；21：股后皮神经。
　　A：大腿中下段横断面示意；B：大腿中下段横断面解剖。

图 7 - 43　大腿中下段横断面示意及解剖

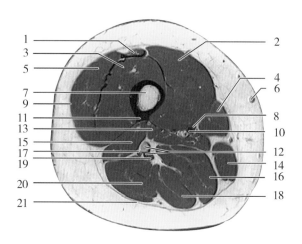

1：股直肌（和肌腱）；2：股内侧肌；3：股中间肌；4：缝匠肌；5：股外侧肌；6：大隐静脉；7：股骨；8：隐神经；9：髂胫束；10：股动静脉；11：股骨粗线；12：股深动静脉穿通支；13：大收肌；14：股薄肌；15：股二头肌（短头）；16：半膜肌；17：腓总神经；18：半腱肌；19：胫神经；20：股二头肌（长头）；21：股后皮神经。

图7-44 大腿中下段横断面影像

2. 超声定位

（1）股直肌、股中间肌超声定位。患者取仰卧位，双下肢自然伸展。将超声探头置于髌骨与髂前上棘连线中点处，探头方向与股骨纵轴垂直（图7-45）。第1层肌肉为股直肌，横断面呈椭圆形，第2层肌肉为股中间肌，形态宽大，包绕股骨；股直肌和股中间肌的内侧为股内侧肌，外侧为股外侧肌（图7-46）。

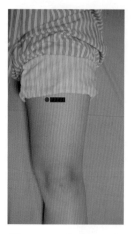

图7-45 股直肌、股中间肌超声定位

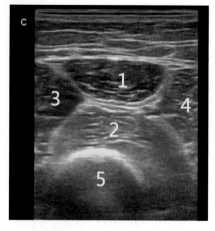

1：股直肌；2：股中间肌；3：股内侧肌；4：股外侧肌；5：股骨。

图7-46 股直肌、股中间肌超声影像

（2）股内侧肌。体位和探头放置同股直肌。将探头沿大腿中线向内侧平移（图7-47）。超声影像股直肌内侧的第1层肌肉，即为股内侧肌；再往内侧为形态扁圆的缝匠肌，缝匠肌下方为股动静脉，可见血管搏动（图 7 -48）。

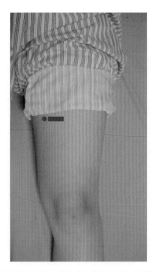

图 7 -47　股内侧肌超声定位

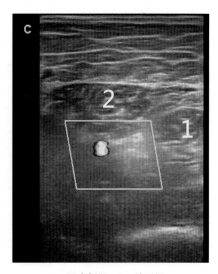

1：股内侧肌；2：缝匠肌。

图 7 -48　股内侧肌超声影像

（3）股外侧肌。体位和探头放置同股直肌。将探头沿大腿中线向外侧平移（图 7 -49）。超声影像中见股直肌外侧的第 1 层肌肉，即为股外侧肌（图 7 -50）。

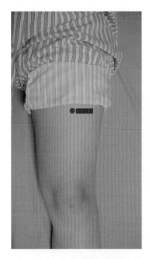

图 7 -49　股外侧肌超声定位

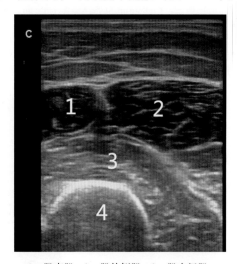

1：股直肌；2：股外侧肌；3：股中间肌；
4：股骨。

图 7 -50　股外侧肌超声影像

3．超声引导膝伸展的注射技术

（1）股直肌、股中间肌。患者取仰卧位，双下肢自然伸展。将超声探头置于髌骨与髂前上棘连线中点处，探头方向与股骨纵轴垂直。超声影像清晰显示：第 1 层肌肉为股直肌，横断面呈椭圆形；第 2 层肌肉为股中间肌，形态宽大，包绕股骨。股直肌和股中间肌的内侧为股内侧肌，外侧为股外侧肌。选择肌肉最厚处，在超声影像上分别测量皮肤表面至股直肌、股中间肌靶点处距离，常规消毒，采用平面外成像，待针至靶点后注入药液（图7-51和图7-52）。

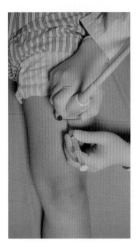

图7-51　超声引导股
直肌、股中间肌注射

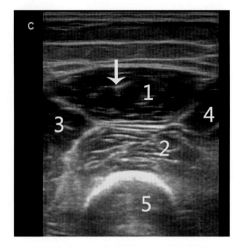

1：股直肌；2：股中间肌；3：股内侧肌；
4：股外侧肌；5：股骨。白色箭头示针尖。

图7-52　股直肌注射超声影像

（2）股内侧肌。患者体位和探头放置同股直肌，将探头沿大腿中线向内侧平移。超声影像可清晰显示：股直肌外侧的第1层肌肉，即为股内侧肌；再往内侧为形态扁圆的缝匠肌，缝匠肌下方为股动静脉，可见血管搏动。选择肌肉最厚处，在超声影像图上测量皮肤表面至股内侧肌靶点处距离，常规消毒，采用平面外成像，待针至靶点后注入药液（图7-53和图7-54）。

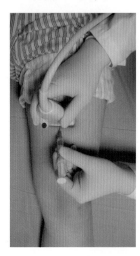

图7-53　超声引导股
内侧肌注射

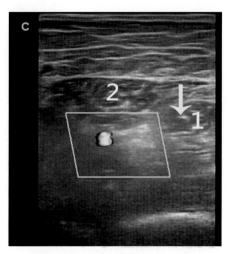

1：股内侧肌；2：缝匠肌。白色箭头示针尖。

图7-54　股内侧肌注射超声影像

（3）股外侧肌。患者体位和探头放置同股直肌。将探头沿大腿中线向外侧平移。超声影像清晰显示：股直肌外侧的第1层肌肉，即为股外侧肌。选择肌肉最厚处，在超声影像上测量皮肤表面至股外侧肌靶点处距离，常规消毒，采用平面外成像，至靶点后注入药液（图7-55和图7-56）。

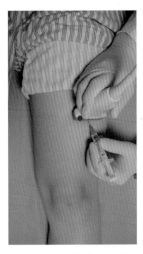

图7-55　超声引导股
外侧肌注射

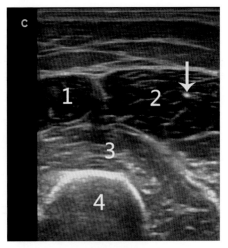

1：股直肌；2：股外侧肌；3：股中间肌；
4：股骨。白色箭头示针尖。

图7-56　股外侧肌注射超声影像

超声引导股直肌、股内侧肌和股外侧肌注射时，也可采用平面内成像方式注射。股四头肌肌肉形态较大，在进行超声引导注射时，可上、下移动探头，以及嘱患者主动伸膝或被动快速屈膝，可见肌肉收缩活动及更清楚显示肌肉的界线。

4. 注射剂量与注意事项

根据患者伸膝的严重程度，调整肉毒毒素注射位点和剂量，按照100 U/2 mL的比例进行稀释（表7-4）。

表7-4　与伸膝相关的肌肉肉毒毒素注射的位点和剂量

靶肌肉	注射位点/个	总剂量/U
股直肌	2～4	80～120
股内侧肌	2～4	80～120
股外侧肌	2～4	80～120
股中间肌	2～4	100～150

注意事项如下。

（1）股中间肌是引起膝伸展的主要肌肉，易被忽略。

（2）大腿前群肌肉体积较大，采用超声定位注射时，须上、下移动探头，仔细观察和辨认肌肉界线。注射股外侧肌时，若太偏后方，可能会将药物误注入股二头肌；而注射股内侧肌时，若太偏后方，可能将药物误注入股薄肌或缝匠肌。

（3）须注意注射剂量，注射剂量不宜过大。部分患者需要借助膝伸展张力来支撑身体、锁住膝关节而保持站立。

第五节　超声引导下足内翻肉毒毒素靶点注射技术

一、临床表现

足内翻在临床非常常见，引起足内翻的肌肉包括腓肠肌、比目鱼肌、胫骨后肌、姆长屈肌、趾长屈肌，胫骨前肌也参与，但容易被忽略。其异常表现见图7-57。

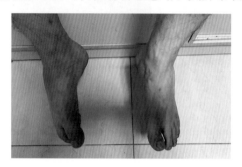

图7-57　足内翻异常姿势

二、相关肌肉及解剖

1. 腓肠肌

腓肠肌解剖见图7-58。

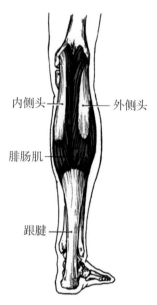

图7-58　腓肠肌解剖

部位：小腿后群浅层肌，有内侧头、外侧头。
起点：内侧头起于股骨内上髁后面，外侧头起于股骨外上髁后面。
止点：向下移行为肌腱止于跟骨结节。

神经支配：胫神经。

功能：屈膝关节，足跖屈。

2. 比目鱼肌

比目鱼肌解剖见图 7 - 59。

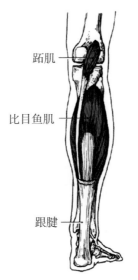

跖肌

比目鱼肌

跟腱

图 7 -59 比目鱼肌解剖

部位：小腿后群的第 2 层。

起点：胫腓骨上端。

止点：跟骨结节。

神经支配：胫神经。

功能：足跖屈。

3. 胫骨后肌

胫骨后肌解剖见图 7 - 60。

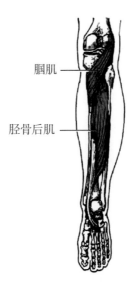

腘肌

胫骨后肌

图 7 -60 胫骨后肌解剖

133

部位：小腿后群深层肌。

起点：胫骨、腓骨和小腿骨间膜后面。

止点：长腱经内踝转至足底内侧，止于足舟骨粗隆和3块楔骨。

神经支配：胫神经。

功能：足跖屈、内翻。

4．踇长屈肌

踇长屈肌解剖见图7-61。

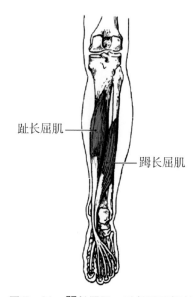

图7-61　踇长屈肌、趾长屈肌解剖

部位：小腿后群、腓侧深层肌。

起点：腓骨体后面下部。

止点：长腱经内踝转至足底内侧，止于踇趾远节趾骨底。

神经支配：胫神经。

功能：屈踇趾，足跖屈和内翻。

5．趾长屈肌

趾长屈肌解剖见图7-61。

部位：小腿后群深层肌。

起点：胫骨后面中部。

止点：肌腱经内踝转至足底，分成4条肌腱，止于第2—第5趾远节趾骨底。

神经支配：胫神经。

功能：屈第2—第5趾骨，足内翻，足跖屈。

6．胫骨前肌

胫骨前肌解剖见图7-62。

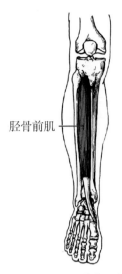

图 7 – 62　胫骨前肌解剖

部位：小腿前面、胫骨外侧。

起点：胫骨体外侧面上 1/2。

止点：内侧楔骨内侧面和第 1 跖骨底。

神经支配：腓深神经。

功能：足背屈、内翻。

三、超声定位及注射

1．肌肉解剖及影像

与足内翻相关的小腿中段横断面、小腿中下段横断面的示意、解剖及影像见图 7 – 63 至图 7 – 66。

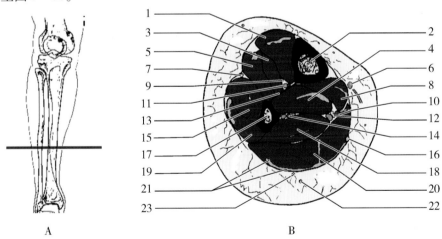

1：胫前肌（和肌腱）；2：胫骨；3：𧿹长伸肌；4：胫骨后肌；5：趾长伸肌（和肌腱）；6：大隐静脉；7：腓浅神经；8：趾长屈肌（和肌腱）；9：腓深神经；10：胫后动脉和静脉；11：胫前动脉和静脉；12：胫神经；13：小腿骨间膜；14：腓动脉和静脉；15：腓骨短肌；16：𧿹肌（腱）；17：腓骨；18：𧿹长屈肌；19：腓骨长肌（和肌腱）；20：比目鱼肌；21：腓肠肌（腱）；22：小隐静脉；23：腓肠内侧皮神经。

A：小腿中段横断面示意；B：小腿中段横断面解剖。

图 7 – 63　小腿中段横断面示意及解剖

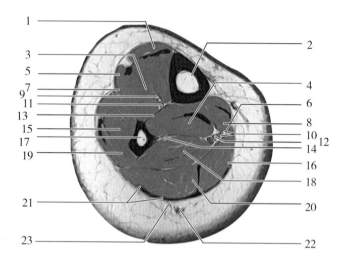

1：胫前肌（和肌腱）；2：胫骨；3：跛长伸肌；4：胫骨后肌；5：趾长伸肌（和肌腱）；6：大隐静脉；7：腓浅神经；8：趾长屈肌（和肌腱）；9：腓深神经；10：胫后动脉和静脉；11：胫前动脉和静脉；12：胫神经；13：小腿骨间膜；14：腓动脉和静脉；15：腓骨短肌；16：跖肌（腱）；17：腓骨；18：跛长屈肌；19：腓骨长肌（和肌腱）；20：比目鱼肌；21：腓肠肌（腱）；22：小隐静脉；23：腓肠内侧皮神经。

图 7 -64 小腿中段横断面影像

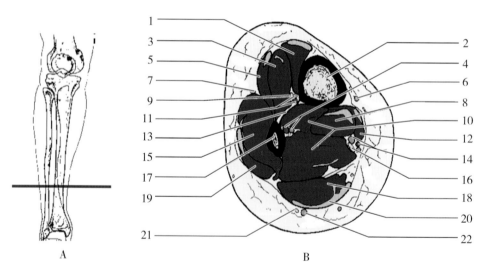

1：胫骨前肌（和肌腱）；2：胫骨；3：跛长伸肌；4：腓动脉和静脉；5：趾长伸肌（和肌腱）；6：大隐静脉；7：腓浅神经；8：胫骨后肌（和肌腱）；9：腓深神经；10：跛长屈肌；11：胫前动脉和静脉；12：趾长屈肌（和肌腱）；13：小腿骨间膜；14：胫后动脉静脉；15：腓骨短肌；16：胫神经；17：腓骨；18：比目鱼肌；19：腓骨长肌（和肌腱）；20：腓肠肌（腱和跖肌肌腱）；21：腓肠神经；22：小隐静脉。

A：小腿中下段横断面示意；B：小腿中下段横断面解剖。

图 7 -65 小腿中下段横断面示意及解剖

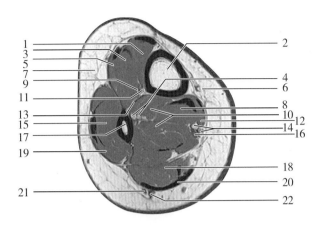

1：胫骨前肌（和肌腱）；2：胫骨；3：踇长伸肌；4：腓动脉和静脉；5：趾长伸肌（和肌腱）；6：大隐静脉；7：腓浅神经；8：胫骨后肌（和肌腱）；9：腓深神经；10：踇长屈肌；11：胫前动脉和静脉；12：趾长屈肌（和肌腱）；13：小腿骨间膜；14：胫后动脉静脉；15：腓骨短肌；16：胫神经；17：腓骨；18：比目鱼肌；19：腓骨长肌（和肌腱）；20：腓肠肌（腱和跖肌肌腱）；21：腓肠神经；22：小隐静脉。

图 7 – 66　小腿中下段横断面影像

2. 超声定位

（1）腓肠肌。患者取俯卧位，伸膝，足垂于治疗床边。将超声探头置于小腿上 1/3 处，探头方向与小腿纵轴垂直（图 7 – 67）。小腿后方第 1 层肌肉为腓肠肌，内、外侧头由肌间隔分开；第 2 层肌肉为比目鱼肌（图 7 – 68）。

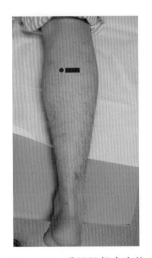

图 7 – 67　腓肠肌超声定位

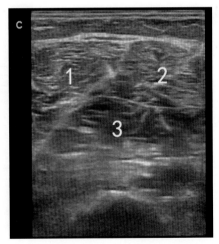

1：腓肠肌内侧头；2：腓肠肌外侧头；3：比目鱼肌。

图 7 – 68　腓肠肌超声影像

（2）比目鱼肌。患者取俯卧位，伸膝，足垂于治疗床边。将超声探头置于小腿中段，探头方向与小腿纵轴垂直（图 7 – 69）。小腿后方第 1 层肌肉为腓肠肌，第 2 层肌肉为比目鱼肌，其横断面较宽大；其深层从胫侧到腓侧分别为趾长屈肌、胫后血管神经、踇长屈肌（图7-70）。

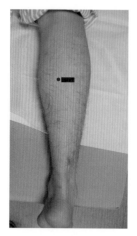

图7-69　比目鱼肌超声定位

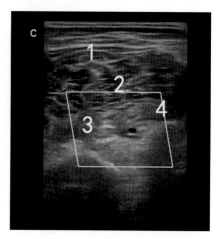

1：腓肠肌；2：比目鱼肌；3：趾长屈肌；
4：踇长屈肌。

图7-70　比目鱼肌超声影像

（3）胫骨后肌。患者取俯卧位，伸膝，足垂于治疗床边。将超声探头置于小腿中下段正后方，探头方向与小腿纵轴垂直（图7-71）。位于胫、腓骨之间的深层肌肉即为胫骨后肌。其浅层从胫侧到腓侧分别为趾长屈肌、胫后血管神经、踇长屈肌（图7-72）。快速被动牵拉踝关节做踝外翻、背伸，可见靶肌收缩。

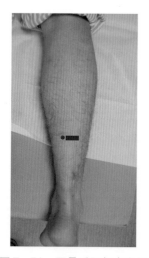

图7-71　胫骨后肌超声定位

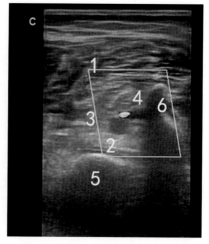

1：比目鱼肌；2：胫骨后肌；3：趾长屈肌；
4：踇长屈肌；5：胫骨；6：腓骨。

图7-72　胫骨后肌超声影像

（4）踇长屈肌。患者取俯卧位，伸膝，足垂于治疗床边。将超声探头置于小腿中下段中线，探头方向与小腿纵轴垂直，将探头沿中线向腓侧平移（图7-73）。第1层肌肉为比目鱼肌，第2层肌肉为蹲长屈肌；嘱患者主动屈蹲趾或快速被动牵拉蹲趾，可见靶肌收缩活动；其深层为腓骨，相邻胫侧为胫后血管神经、胫骨后肌（图7-74）。

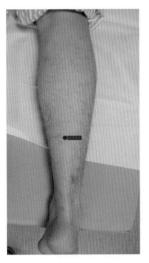

图7-73　蹲长屈肌超声定位

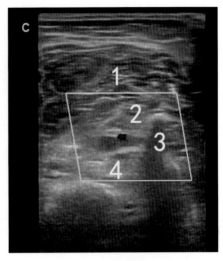

1：比目鱼肌；2：蹲长屈肌；3：腓骨；
4：胫骨后肌。

图7-74　长屈肌超声影像

（5）趾长屈肌。患者的体位和探头放置同趾长屈肌，将探头沿中线向胫侧平移（图7-75）。第1层肌肉为比目鱼肌，第2层肌肉为趾长屈肌；嘱患者主动屈足趾或快速被动牵拉足趾，可见靶肌收缩活动；其深层为胫骨、胫骨后肌，腓侧为胫后血管神经（图7-76）。

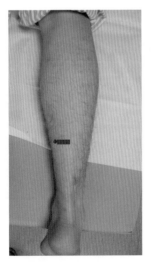

图7-75　趾长屈肌超声定位

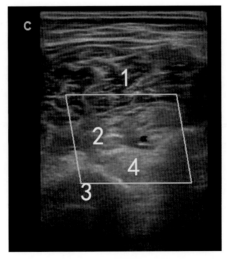

1：比目鱼肌；2：趾长屈肌；3：胫骨；
4：胫骨后肌。

图7-76　趾长屈肌超声影像

（6）胫骨前肌。患者取仰卧位，膝伸展。将超声探头置于小腿前方中段，探头方向与小腿纵轴垂直（图7-77）。紧贴胫骨外侧第1层肌肉为胫骨前肌（图7-78）。

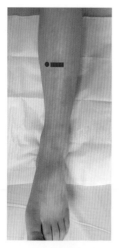

图7-77 胫骨前肌超声定位

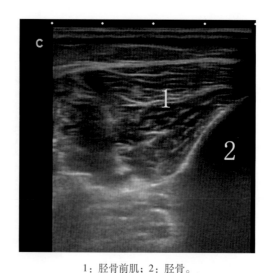

1：胫骨前肌；2：胫骨。

图7-78 胫骨前肌超声影像

3. 超声引导足内翻的注射技术

（1）腓肠肌。患者取俯卧位，伸膝，足垂于治疗床边。将超声探头置于小腿上1/3处，探头方向与小腿纵轴垂直。小腿后方第1层肌肉为腓肠肌，内、外侧头由肌间隔分开，第2层肌肉为比目鱼肌。分别在中线两侧选择肌肉丰厚处，在超声影像上分别测量内、外侧皮肤表面至腓肠肌靶点处距离，常规消毒，采用平面内成像，待针至靶点后注入药液（图7-79和图7-80）。

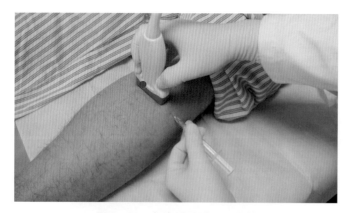

图7-79 超声引导腓肠肌注射

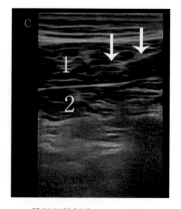

1：腓肠肌外侧头；2：比目鱼肌。

白色箭头示针道。

图7-80 腓肠肌注射超声影像

（2）比目鱼肌。患者取俯卧位，伸膝，足垂于治疗床边；将超声探头置于小腿中段，探头方向与小腿纵轴垂直。小腿后方第1层肌肉为腓肠肌，第2层肌肉为比目鱼肌，其横断面较宽大。分别在中线两侧选择肌肉丰厚处，在超声影像上分别测量内、外侧皮肤表面至比目鱼肌靶点处距离，常规消毒，采用平面内成像，待针至靶点后注入药液（图7-81和图7-82）。

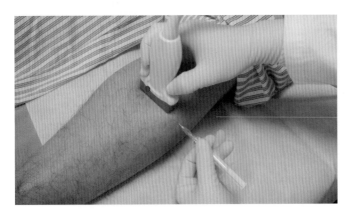

图7-81 超声引导比目鱼肌注射

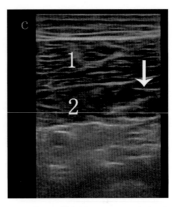

1：腓肠肌外侧头；2：比目鱼肌。
白色箭头示针道。

图7-82 比目鱼肌注射超声影像

（3）胫骨后肌。患者取俯卧位，伸膝，足垂于治疗床边。将超声探头置于小腿中下段正后方，探头方向与小腿纵轴垂直。位于胫、腓骨之间的深层肌肉即为胫骨后肌；快速被动牵拉踝关节做踝外翻、背伸，可见靶肌收缩。选择肌肉丰厚处，在超声影像上测量皮肤表面至胫骨后肌靶点处距离，常规消毒，采用平面外成像，待针至靶点后注入药液（图7-83和图7-84）。

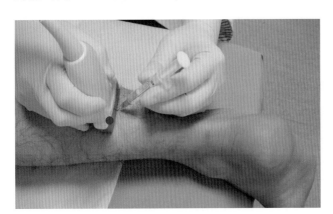

图7-83 超声引导胫骨后肌注射

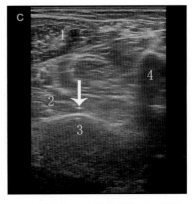

1：比目鱼肌；2：胫骨后肌；3：胫骨；
4：腓骨。白色箭头示针尖。

图7-84 胫骨后肌注射超声影像

（4）踇长屈肌。患者取俯卧位，伸膝，足垂于治疗床边。将超声探头置于小腿中下段中线，探头方向与小腿纵轴垂直，将探头沿中线向腓侧平移。第1层肌肉为比目鱼肌，第2层肌肉为踇长屈肌，其深层为腓骨；嘱患者主动屈踇趾或快速被动牵拉踇趾，可见靶肌收缩活动。选择肌肉丰厚处，在超声影像上测量皮肤表面至踇长屈肌靶点处距离，常规消毒，采用平面外成像，待针至靶点后注入药液（图7-85和图7-86）。

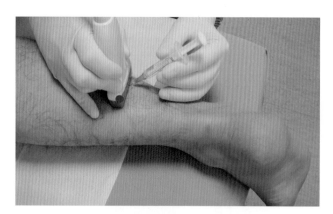

图7-85 超声引导踇长屈肌注射

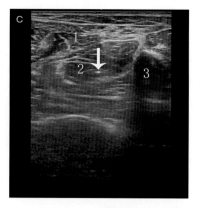

1：比目鱼肌；2：踇长屈肌；3：腓骨。
白色箭头示针尖。

图7-86 踇长屈肌注射超声影像

（5）趾长屈肌。患者的体位和探头放置同趾长屈肌，将探头沿中线向胫侧平移。第1层肌肉为比目鱼肌，第2层肌肉为趾长屈肌，其深层为胫骨、胫骨后肌；嘱患者主动屈足趾或快速被动牵拉足趾，可见靶肌收缩活动。选择肌肉丰厚处，在超声影像上测量皮肤表面至趾长屈肌靶点处距离，常规消毒，采用平面外成像，待针至靶点后注入药液（图7-87和图7-88）。

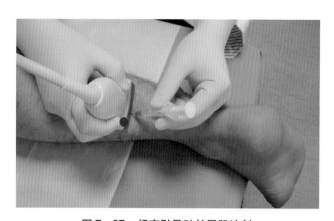

图7-87 超声引导趾长屈肌注射

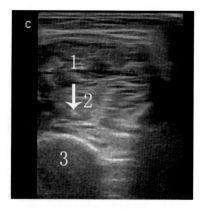

1：比目鱼肌；2：趾长屈肌；3：胫骨。
白色箭头示针尖。

图7-88 趾长屈肌注射超声影像

（6）胫骨前肌。患者取仰卧位，膝伸展。将超声探头置于小腿前方中段，探头方向与小腿纵轴垂直。紧贴胫骨外侧第1层肌肉为胫骨前肌；在超声影像上测量皮肤表面至胫骨前肌靶点处距离，常规消毒，采用平面外成像，待针至靶点后注入药液（图7-89和图7-90）。

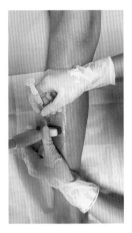

图 7 - 89　超声引导
胫骨前肌注射

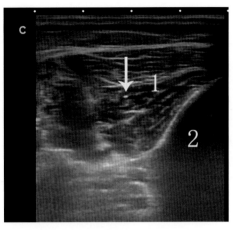

1：胫骨前肌；2：胫骨。白色箭头示针尖。
图 7 - 90　胫骨前肌注射超声影像

4．注射剂量与注意事项

根据患者足内翻严重程度，调整肉毒毒素注射位点和剂量，按照 100 U/2 mL 的比例进行稀释。注射的参考剂量见表 7 - 5。

表 7 - 5　与足内翻相关的肌肉肉毒毒素注射的位点和剂量

靶肌肉	注射位点/个	总剂量/U
腓肠肌	2 ～ 4	100 ～ 160
比目鱼肌	2 ～ 4	100 ～ 120
胫骨后肌	2	60 ～ 100
跨长屈肌	1 ～ 2	40 ～ 70
趾长屈肌	1 ～ 2	40 ～ 70
胫骨前肌	1 ～ 2	40 ～ 70

注意事项如下。

（1）腓肠肌和比目鱼肌横断面都较宽大，可在内侧、外侧取对称点注射。胫神经在腓肠肌深面，注意避开。

（2）腓肠肌在小腿中下段已移行为肌腱。

（3）胫骨后肌位置深，而且肌肉上部的浅层有胫后血管神经走行，从小腿正后方进针路径较长。选择从小腿外侧（腓侧）进针，此处距胫骨后肌位置较近，超声影像更清晰，而且不易触及血管神经，可进行准确定位注射。

（4）跨长屈肌和趾长屈肌部分肌腹走行在跟腱深层，注射时应从小腿侧方进针，减少跟腱刺伤，也缩短注射路径。

第六节 超声引导下趾屈曲肉毒毒素靶点注射技术

一、临床表现

趾屈曲常伴足内翻，受累的肌肉包括姆长屈肌、趾长屈肌、姆短屈肌和趾短屈肌。其异常表现见图7－91。

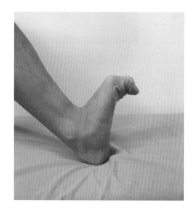

图7－91 趾屈曲异常姿势

二、相关肌肉及解剖

1. 姆长屈肌

相关内容见本章第五节。

2. 趾长屈肌

相关内容见本章第五节。

3. 姆短屈肌

姆短屈肌解剖见图7－92。

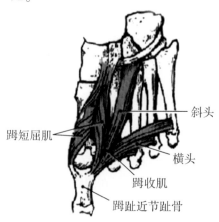

斜头
姆短屈肌
横头
姆收肌
姆趾近节趾骨

图7－92 姆短屈肌解剖

部位：足底深层肌、内侧。

起点：内侧楔骨底。

止点：蹬趾近节趾骨底。

神经支配：足底内侧神经。

功能：屈蹬趾。

4．趾短屈肌

趾短屈肌见图7-93。

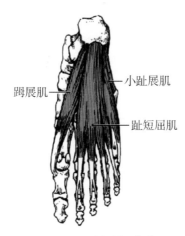

蹬展肌　　　　小趾展肌

　　　　　　趾短屈肌

图7-93　趾短屈肌解剖

部位：足底浅层肌、中部。

起点：跟骨结节。

止点：第2—第5趾中节趾骨底。

神经支配：足底内侧神经。

功能：屈第2—第5趾。

三、超声定位及注射

1．肌肉解剖及影像横断面

与趾屈曲相关的小腿中下段横断面、足掌骨中段横断面的示意、解剖及影像图见图7-65、图7-66、图7-94和图7-95。

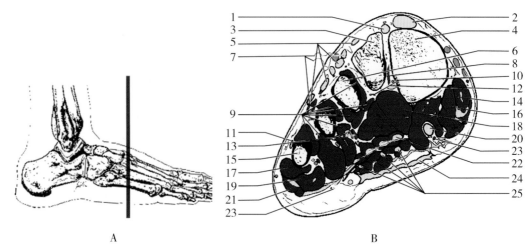

1：跆短伸肌（腱）；2：跆长伸肌（腱）；3：第2跖骨（底）；4：第1跖骨（底）；5：趾长伸肌（腱）；6：第3跖骨（底）；7：趾短伸肌；8：跖骨底动脉；9：骨间肌；10：穿静脉（第1掌侧骨间肌）；11：小趾短伸肌（腱）12：腓骨长肌（附着点）；13：足底外侧神经（深支）和跖骨底动脉；14：跆展肌；15：第5跖骨（底）；16：跆短屈肌（外侧头）；17：小趾对掌肌；18：跆展肌（斜头）；19：小趾短屈肌；20：长屈肌（腱）；21：小趾外展肌；22：趾长屈肌（和肌腱）；23：趾足底固有动脉；24：足底腱膜；25：趾短屈肌（和肌腱）。

A：足掌骨中段横断面示意；B：足掌骨中段横断面解剖。

图 7 – 94　足掌骨中段横断面示意及解剖

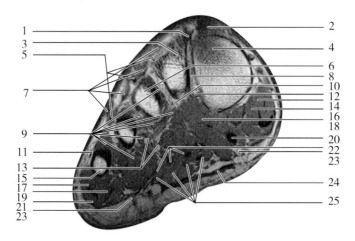

1：跆短伸肌（腱）；2：跆长伸肌（腱）；3：第2跖骨（底）；4：第1跖骨（底）；5：趾长伸肌（腱）；6：第3跖骨（底）；7：趾短伸肌；8：跖骨底动脉；9：骨间肌；10：穿静脉（第1掌侧骨间肌）；11：小趾短伸肌（腱）12：腓骨长肌（附着点）；13：足底外侧神经（深支）和跖骨底动脉；14：跆展肌；15：第5跖骨（底）；16：跆短屈肌（外侧头）；17：小趾对掌肌；18：跆展肌（斜头）；19：小趾短屈肌；20：跆长屈肌（腱）；21：小趾外展肌；22：趾长屈肌（和肌腱）；23：趾足底固有动脉；24：足底腱膜；25：趾短屈肌（和肌腱）。

图 7 – 95　足掌骨中段横断面影像

2. 超声定位

（1）蹞长屈肌。相关内容见本章第五节。

（2）趾长屈肌。相关内容见本章第五节。

（3）蹞短屈肌。患侧取卧位，足放在治疗床。将超声探头置于第1跖骨上，探头方向与跖骨长轴平行（图7-96）。与第1跖骨旁籽骨端相连的即为蹞短屈肌，其深面为第1跖骨（图7-97）。也可将超声探头水平置于籽骨上（图7-98）。与内、外侧籽骨相连的分别为蹞短屈肌内、外侧头，其浅层为蹞长屈肌肌腱，深层为第1跖骨（图7-99）。嘱患者主动屈曲蹞趾或快速被动牵拉蹞趾，注意避免踝关节活动，可见靶肌收缩活动。

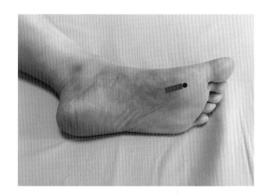

图7-96　蹞短屈肌（长轴）超声定位

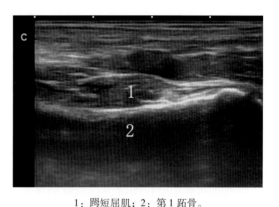

1：蹞短屈肌；2：第1跖骨。

图7-97　蹞短屈肌（长轴）超声影像

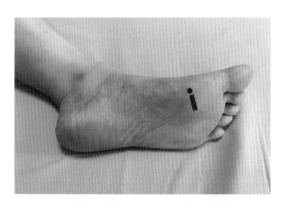

图7-98　蹞短屈肌（短轴）超声定位

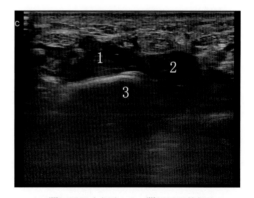

1：蹞短屈肌内侧头；2：蹞短屈肌外侧头；

3：第1跖骨。

图7-99　蹞短屈肌（短轴）超声影像

（4）趾短屈肌。患侧取卧位，足放在治疗床。将超声探头横置于足底正中（图7-100）。第1层肌肉为趾短屈肌；其浅层为跖筋膜，胫侧为蹞外展肌，腓侧为小趾展肌，深层为足底骨间肌（图7-101）。嘱患者主动屈曲足趾或快速被动牵拉足趾，注意避免踝关节活动，可见靶肌收缩活动。

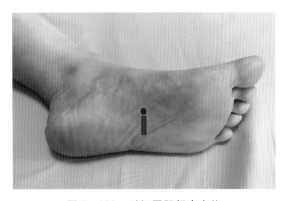

图 7 - 100　趾短屈肌超声定位

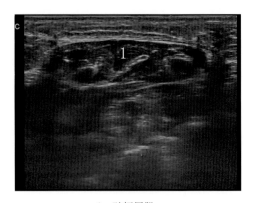

1：趾短屈肌。

图 7 - 101　趾短屈肌超声影像

3．超声引导趾屈曲的注射技术

（1）踇长屈肌。相关内容见本章第五节。

（2）趾长屈肌。相关内容见本章第五节。

（3）踇短屈肌。患侧取卧位，足放在治疗床。将超声探头置于第 1 跖骨上，探头方向与跖骨长轴平行。超声影像可清晰显示：与第 1 跖骨籽骨端相连的为踇短屈肌，其深面为第 1 跖骨。然后将超声探头水平置于籽骨上，可清晰显示：与内、外侧籽骨相连的分别为短屈肌内、外侧头，其浅层为踇长屈肌肌腱，深层为第 1 跖骨。嘱患者主动屈曲足趾或快速被动牵拉踇趾，注意避免踝关节活动，可见靶肌收缩活动。仔细扫描和确认靶肌肉长轴和短轴，选择合适注射位点，在超声影像上测量皮肤表面至踇短屈肌靶点处距离，行常规消毒，采用平面外成像，待针至靶点后注入药液（图 7 - 102 至图 7 - 105）。

（4）趾短屈肌。患侧取卧位，足放在治疗床。将超声探头横置于足底正中。超声影像可清晰显示：第 1 层肌肉为趾短屈肌，其浅层为跖筋膜，胫侧为踇外展肌，腓侧为小趾展肌，深层为足底骨间肌。嘱患者主动屈曲足趾或快速被动牵拉足趾，注意避免踝关节活动，可见靶肌收缩活动。仔细扫描和确认靶肌肉，选择合适注射位点。在超声影像上测量皮肤表面至趾短屈肌靶点处距离，常规消毒，采用平面外成像，待针至靶点后注入药液（图 7 - 106 和图 7 - 107）。

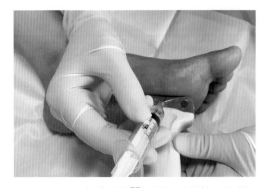

图 7 - 102　超声引导踇短屈肌（长轴）注射

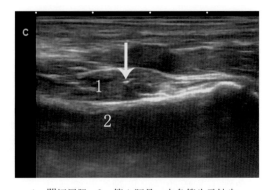

1：踇短屈肌；2：第 1 跖骨。白色箭头示针尖。

图 7 - 103　踇短屈肌（长轴）注射超声影像

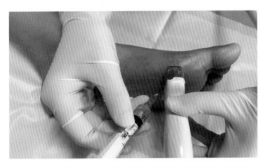

图7-104　超声引导蹞短屈肌（短轴）注射

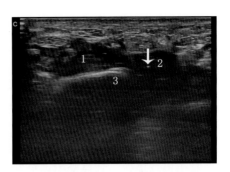

1：蹞短屈肌内侧头；2：蹞短屈肌外侧头；
3：第1跖骨。白色箭头示针尖。

图7-105　蹞短屈肌（短轴）注射超声影像

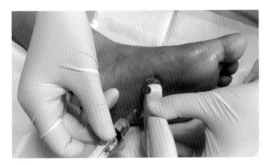

图7-106　超声引导趾短屈肌注射

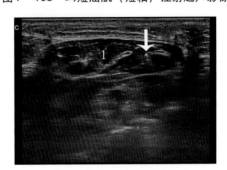

1：趾短屈肌。白色箭头示针尖。

图7-107　趾短屈肌注射超声影像

4．注射剂量与注意事项

根据患者足趾屈曲的严重程度，调整肉毒毒素注射位点和剂量，按照100 U/（1～2）mL的比例进行稀释。注射的参考剂量见表7-6。

表7-6　与足趾屈曲相关的肌肉肉毒毒素注射的位点和剂量

靶肌肉	注射位点/个	总剂量/U
蹞长屈肌	1～2	40～70
趾长屈肌	1～2	40～70
蹞短屈肌	1	20～40
趾短屈肌	1～2	20～40

注意事项如下。

（1）足底神经末梢丰富，足底筋膜较厚，注射时需要助手固定患者足部，且注射进针过程要快速刺入，减少患者痛苦。

（2）蹞短屈肌超声定位及注射时，应长轴和短轴比较确定靶肌，可通过籽骨来辅助定位。

（3）足底筋膜较厚，须上下移动探头，仔细观察确定趾短屈肌位置。

第七节　超声引导下踇趾上跷肉毒毒素靶点注射技术

一、临床表现

踇趾上跷在脑卒中患者中可见，可将鞋面磨破，同时影响平衡和步行，主要由踇长伸肌肌张力增高导致。其异常表现见图 7 – 108。

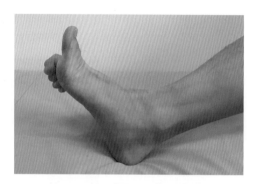

图 7 – 108　踇趾上跷异常姿势

二、相关肌肉及解剖

踇长伸肌

踇长伸肌解剖见图 7 – 109。

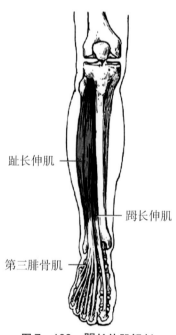

趾长伸肌

踇长伸肌

第三腓骨肌

图 7 – 109　踇长伸肌解剖

部位：位于小腿前群的浅层。

起点：胫腓骨上端及骨间膜前面。

止点：踇趾远节趾骨底内侧楔骨内面、第1跖骨底。

神经支配：腓深神经。

功能：足背伸和伸踇趾。

三、超声定位及注射

1. 肌肉解剖及影像横断面

与踇趾上跷相关的小腿中下段横断面的示意、解剖和影像横断面见图7-67和图7-68。

2. 超声定位

患者取仰卧位，膝伸展。将超声探头置于小腿前方中下段、胫骨稍外侧，探头方向与小腿纵轴垂直（图7-110）。在胫骨外侧从胫侧到腓侧分别为胫骨前肌、踇长伸肌和趾长伸肌，深层为胫前动静脉和腓深神经（图7-111）。嘱患者主动伸踇趾或快速被动屈曲踇趾，可见靶肌收缩活动。

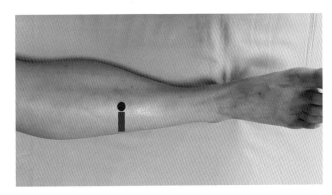

图7-110　踇长伸肌超声定位

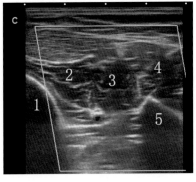

1：胫骨；2：胫骨前肌；3：踇长伸肌；
4：趾长伸肌；5：腓骨。

图7-111　踇长伸肌超声影像

3. 超声引导踇趾上跷的注射技术

患者取仰卧位，膝伸展。将超声探头置于小腿前方中下段、胫骨稍外侧，探头方向与小腿纵轴垂直。超声影像可清晰显示：胫骨的外侧从胫侧到腓侧分别为胫骨前肌、踇长伸肌和趾长伸肌，深层为胫前动静脉和腓深神经。嘱患者主动伸踇趾或快速被动屈曲踇趾，可见靶肌收缩活动。仔细扫描和确认靶肌肉，选择合适注射位点，在超声影像上测量皮肤表面至踇长伸肌靶点处距离，行常规消毒，采用平面外成像，待针至靶点后注入药液（图7-112和图7-113）。

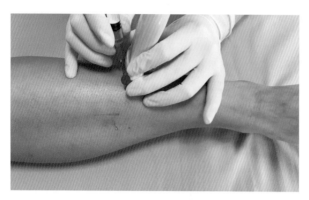

图 7-112　超声引导长蹈伸肌注射

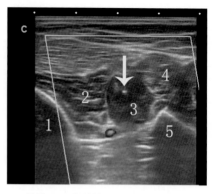

1：胫骨；2：胫骨前肌；3：长伸肌；4：趾
长伸肌；5：腓骨。白色箭头示针尖。

图 7-113　蹈长伸肌超声影像

4. 注射剂量与注意事项

根据患者蹈趾上跷的严重程度，调整肉毒毒素注射位点和剂量，按照 100 U/（1～2）mL 的比例进行稀释。一般蹈长伸肌的注射位点为 1～2 个，总剂量为 30～50 U。

蹈长伸肌主要位于小腿中下段，而且下端部分肌腹浅出至第 1 层，注射时应注意其走行特点。注射时，若太靠近胫骨或太表浅，则易将药液注入胫骨前肌；若进针太深，则可能伤及深部的血管和神经。

（栗晓　郭开华　林彩娜　马超）

第八章　其他特殊类型疾病超声引导下肉毒毒素靶点注射技术

第一节　超声引导下流涎症肉毒毒素靶点注射技术

流涎症又称为流唾症，是指涎腺分泌增多或吞咽障碍造成的唾液溢出口角或吞咽频繁不适的一组综合征，由多因素引发，不是独立的疾病。

一、临床表现

流涎症可分为原发性和继发性。因唾液腺分泌增多引起的流涎，被称为原发性流涎症。由口咽部、面部、咽喉部肌肉障碍引起的流涎，被称为继发性流涎症。脑瘫是儿童流涎症最常见的病因，而脑损伤、帕金森病是老年流涎症常见的病因。

流涎症是脑损伤（如脑卒中、脑外伤、缺血缺氧性脑病等）后吞咽障碍患者常见症状之一。可采用超声引导下将 A 型肉毒毒素注射入腮腺及下颌下腺的方法来改善症状。

二、相关解剖

唾液腺有 3 对——腮腺、舌下腺和下颌下腺，其中，最大的一对是腮腺（图 8 - 1）。

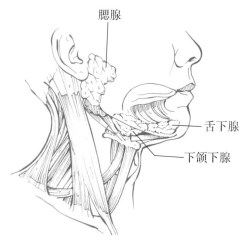

图 8 - 1　唾液腺的解剖

1. 腮腺

腮腺分为浅部和深部。浅部位于外耳道的前下方，三角形或者不规则形，覆盖于咬肌后份的浅面；深部位于下颌后窝内及下颌支的深面。

2．下颌下腺

下颌下腺位于下颌骨的下方、下颌舌骨肌的浅面。

三、超声定位

1．腮腺

患者取仰卧位，脸部转向一侧。将超声探头纵向置于耳屏前下方（图8-2）。图8-3中，第1层为皮肤和皮下组织，第2层为腮腺浅部，第3层为咬肌，第4层为下颌骨（图8-3）。嘱患者做张口、闭口动作，可见咬肌的收缩活动。

2．下颌下腺

患者取仰卧位，脸部转向一侧，头后仰、稍抬下巴。将超声探头横向置于下颌骨的下方（图8-4）。图8-4中，第1层为皮肤和皮下组织，第2层为颈阔肌，第3层为下颌下腺，其深层为二腹肌、下颌舌骨肌及深部组织（图8-5）。嘱患者做张口、闭口动作，可见二腹肌和下颌舌骨肌的收缩活动。

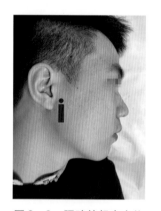

图8-2　腮腺的超声定位

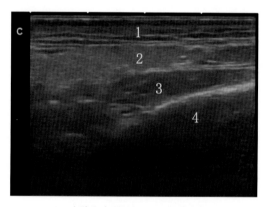

1：皮肤和皮下组织；2：腮腺浅部；

3：咬肌；4：下颌骨。

图8-3　腮腺超声影像

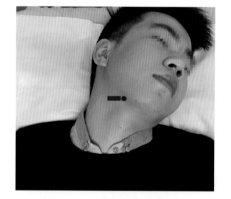

图8-4　下颌下腺的超声定位

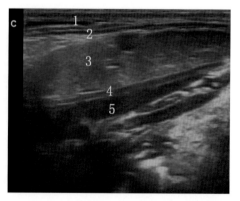

1：皮肤和皮下组织；2：颈阔肌；3：下颌下腺；

4：二腹肌；5：下颌舌骨肌。

图8-5　下颌下腺超声影像

四、超声引导流涎症肉毒毒素靶点注射技术

1. 腮腺

患者取仰卧位，脸部转向一侧。将超声探头纵向置于耳屏前下方，图8-7清晰显示：第1层为皮肤和皮下组织，第2层为腮腺浅部，第3层为咬肌，第4层为下颌骨；嘱患者做张口或闭口动作，可见咬肌的收缩活动。在超声影像上测量皮肤表面至腮腺浅部靶点处距离，常规消毒。采用平面外成像，待针至靶点回抽无血后注入药液（图8-6和图8-7）。

2. 下颌下腺

患者取仰卧位，脸部转向一侧，头后仰、稍抬下巴。将超声探头横向置于下颌骨的下方（图8-8）。图8-9清晰显示：第1层为皮肤和皮下组织，第2层为颈阔肌，第3层为下颌下腺，其深层为二腹肌、下颌舌骨肌及深部组织；嘱患者做张口或闭口动作，可见二腹肌和下颌舌骨肌的收缩活动。在超声影像上测量皮肤表面至下颌下腺靶点处距离，常规消毒。采用平面外成像，待针至靶点回抽无血后注入药液（图8-8和图8-9）。

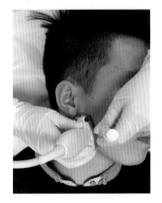

图8-6　超声引导腮腺注射

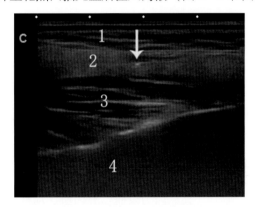

1：皮肤和皮下组织；2：腮腺浅部；
3：咬肌；4：下颌骨。白色箭头示针尖。

图8-7　腮腺注射超声影像

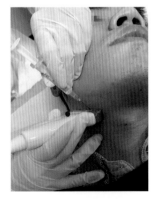

图8-8　超声引导
下颌下腺注射

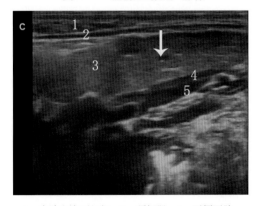

1：皮肤和皮下组织；2：颈阔肌；3：下颌下腺；
4：二腹肌；5：下颌舌骨肌。白色箭头示针尖。

图8-9　下颌下腺注射超声影像

五、注射剂量与注意事项

根据患者流涎症严重程度，调整肉毒毒素注射位点和剂量。对轻症患者选择只注射腮腺，重症患者在腮腺和下颌下腺同时注射。按照 100 U/mL 的比例进行稀释。注射的参考剂量见表 8-1。

表 8-1 与流涎症相关的唾液腺肉毒毒素注射的位点和剂量

靶肌肉	注射位点/个	每点注射剂量/(U·0.5 mL^{-1})
腮腺	2	7.5 ～ 15.0
下颌下腺	1	10.0 ～ 15.0

注射时，须仔细辨认针尖位置。注药时可通过彩色多普勒显示药液弥散情况，保证药液注入腺体内。避免和减少药液误注入深层的肌肉，引起咬肌无力。

第二节 超声引导下张口障碍肉毒毒素靶点注射技术

颞颌关节主动或被动活动受限，会出现口腔张开困难，常影响到言语、吞咽等日常活动。咀嚼肌痉挛、颞颌关节挛缩等是常见原因。

一、临床表现

脑损伤（如脑卒中、脑外伤、缺血缺氧性脑病等）后，或头面部肿瘤放疗后患者可出现张口障碍。其原因为咬肌、翼内肌、翼外肌肌张力增高。

二、相关解剖

1. 咬肌

咬肌的解剖见图 8-10。

起点：分为浅层和深层。浅层起于上颌骨的颧突和颧弓下缘的前2/3，深层起于颧弓深面。

止点：均止于下颌支及下颌角外侧。

神经支配：三叉神经的咬肌支。

功能：提下颌骨，使下颌骨微向前伸。咬肌是咬合动作的主要执行肌肉。

2. 翼内肌

翼内肌的解剖见图 8-11。

起点：分为浅头和深头。浅头起于腭骨锥突和上颌结节，深头起于翼外板的内面和腭骨锥突。

止点：均止于下颌支及下颌角内侧面。

神经支配：三叉神经的翼内肌支。

功能：提下颌骨，亦参与下颌骨侧方运动。

3．翼外肌

翼外肌的解剖见图 8-11。

起点：分为上头和下头。上头起于蝶骨大翼的颞下面和颞下嵴，下头起于翼外板的外侧面。

止点：上头止于关节盘前缘及部分关节囊，下头止于下颌颈。

神经支配：三叉神经的翼外肌支。

功能：牵引髁突和关节盘向前，使下颌前伸及下降，亦参与下颌侧方运动。

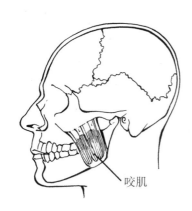

图 8-10 咬肌的解剖

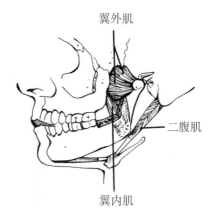

图 8-11 翼内肌、翼外肌的解剖

三、咬肌的超声定位

因咬肌是执行咬合动作的主要肌肉，故本节主要介绍它的超声定位和注射。

患者取仰卧位，脸部转向一侧。将超声探头纵向置于颧弓和下颌角之间（图 8-12）。图 8-13 中，第 1 层为皮肤和皮下组织，第 2 层为腮腺浅部，第 3 层为咬肌，第 4 层为下颌骨；嘱患者做张口、闭口动作，可见咬肌的收缩活动。腮腺的超声定位较咬肌更靠近耳屏。

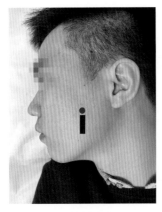

图 8-12 咬肌的超声定位

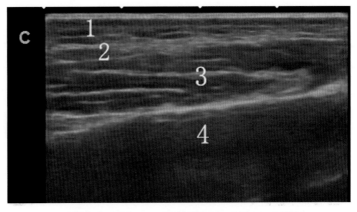

1：皮肤和皮下组织；2：腮腺浅部；3：咬肌；4：下颌骨。

图 8-13 咬肌超声影像

四、超声引导下咬肌肉毒毒素靶点注射技术

患者取仰卧位，脸部转向一侧。将超声探头纵向置于颧弓和下颌角之间（图8-14）。图8-15清晰显示：第1层为皮肤和皮下组织，第2层为腮腺浅部，第3层为咬肌，第4层为下颌骨；嘱患者做张口、闭口动作，可见咬肌的收缩活动。选择肌肉最厚处，在超声影像上测量皮肤表面至咬肌靶点处距离，常规消毒。采用平面外成像，待针至靶点回抽无血后注入药液（图8-14和图8-15）。

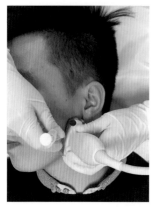

图8-14　超声引导咬肌注射

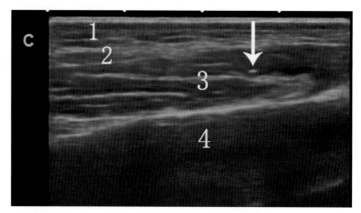

1：皮肤和皮下组织；2：腮腺浅部；3：咬肌；4：下颌骨。白色箭头：针尖。

图8-15　咬肌注射超声影像

五、注射剂量与注意事项

根据患者张口困难的严重程度，调整肉毒毒素注射位点和剂量。可先让患者做张口、闭口动作，触诊和超声定位肌肉最丰厚处，以此为中心分2～4点注射，每侧总剂量25～50 U。按照100 U/mL的比例进行稀释。避免在耳屏至口角连线上注射，因药液易弥散至颧肌、提上唇肌等，引起口角下垂。

第三节　超声引导下吞咽障碍肉毒毒素靶点注射技术

环咽肌功能障碍通常指环咽肌局部肌肉痉挛而引起环咽肌不能及时松弛或开放不能，环咽肌松弛或开放不完全，以及松弛或开放时间不当。环咽肌功能障碍是引起吞咽障碍的重要原因，可见于多种神经系统疾病，如脑卒中、帕金森病、多发性硬化等。脑干病变所致的环咽肌功能障碍约占80%。

一、临床表现

环咽肌功能障碍临床表现为进食固体食物有梗阻感，食物不能顺利通过咽部，严重者不能咽下唾液，常伴有饮水呛咳。可通过吞咽造影检查来明确诊断。

二、相关解剖

环咽肌位于咽与食管的交界处，两端向前附着于环状软骨，通常位于第6颈椎水平，是食管上括约肌的主要组成部分（图8-16）。食管上括约肌由其后方毗邻的甲咽肌、环咽肌、食管上段环形肌组成。环咽肌附着于环状软骨形成"C"形肌带。环咽肌主要由Ⅰ型慢收缩肌纤维组成，由迷走神经的分支喉上神经及喉返神经共同支配。在吞咽过程的咽期，环咽肌须保持松弛状态以利于食物进入食管，在食管期则须呈收缩状态防止食物反流。

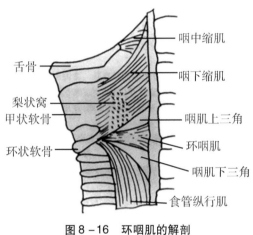

图8-16　环咽肌的解剖

三、环咽肌的超声定位

以超声+球囊双重定位环咽肌。患者取坐位或仰卧位，经口吞下硅胶导管进入食管内。向球囊注入生理盐水约4 mL（具体可根据患者球囊扩张情况），将导管上提至有阻力时停止，在皮肤做标记。采用高频线阵探头纵向置于颈部左侧标记处，寻找和确定球囊（图8-17）。其上方即为环咽肌，位于第6颈椎水平（图8-17）。图8-18中，第1层为胸锁乳突肌，第2层为甲状腺，其深层为环咽肌，下方可见球囊壁的高回声和中间低回声的盐水（图8-18）。

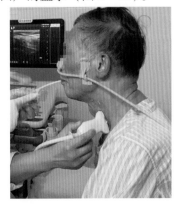

**图8-17　超声+球囊双重法
环咽肌定位（长轴）**

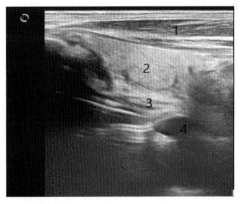

1：胸锁乳突肌；2：甲状腺；3：环咽肌；4：球囊。

图8-18　超声+球囊环咽肌超声影像（长轴）

四、超声引导环咽肌注射技术

患者取仰卧位，去枕，头稍转向右侧（图 8 - 19）。可先触诊环状软骨，或嘱患者做吞咽动作来确定环状软骨位置；也可通过超声扫查颈椎横突形态、椎动脉进入横突孔等解剖关系来定位第 6 颈椎水平。先将高频超声探头纵向置于颈部左侧、环状软骨处，沿环状软骨、咽下缩肌扫查延续至环咽肌。仔细辨认环咽肌位置后，将探头旋转 90°，再次确认位置。也可嘱患者做空吞咽或吞咽唾液动作来进一步确定。图 8 - 20 显示靶点周围血管、神经及选择合适进针路径。测定皮肤至环咽肌靶点距离，常规消毒。采用平面外成像技术，对左侧环咽肌进行注射。待针至靶点并回抽无血后注入药液（图 8 - 19 和图 8 - 20）。

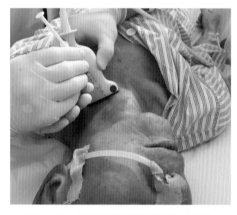

图 8 - 19　超声引导环咽肌注射（短轴）

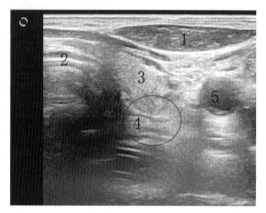

1：胸锁乳突肌；2：甲状软骨；3：甲状腺；
4：环咽肌；5：颈动脉。红色圈：药物弥散。

图 8 - 20　环咽肌注射超声影像（短轴）

五、注射剂量与注意事项

环咽肌位于咽与食管的交界处，食管的第一个生理狭窄位于第 6 颈椎下缘，略偏向左侧。因此，采用超声定位环咽肌和注射时，在颈部的左侧较右侧容易，一般可选择左侧环咽肌进行肉毒毒素注射。根据吞咽造影检查评估环咽肌痉挛严重程度。文献报道剂量为 40 ～ 100 U/（0.6 ～ 1.2）mL，注射位点多为 1 个。

由于颈部血管和神经较多，因此必须应用细针来进行注射。注射前应先采用彩色多普勒显示靶点周围血管、神经及选择合适进针路径，减少意外发生。最好备肾上腺素等抢救药物和设备。拔针后局部按压约 5 min，并观察患者约 20 min。注射前与患者充分沟通，药液弥散至咽部肌群有可能会出现短暂吞咽无力。

第四节　超声引导下尿道功能障碍肉毒毒素靶点注射技术

逼尿肌－尿道外括约肌收缩失协调是骶髓以上损伤后常见的一种神经源性下尿道功能障碍。

一、临床表现

逼尿肌－尿道外括约肌收缩失协调临床表现为排尿期膀胱逼尿肌与尿道外括约肌收缩失协调，导致排尿障碍、残余尿量增多及膀胱内压增高。本节所讲述的注射技术，主要针对尿道外括约肌痉挛引起的排尿功能障碍。

二、相关解剖

尿道是从膀胱通向体外的管道。男性尿道细长，长约18 cm，起自膀胱的尿道内口，止于尿道外口，行程中通过前列腺部、膜部和阴茎海绵体部。男性尿道兼有排尿和排精功能。男性尿道在尿道膜部有一环行横纹肌构成的括约肌，被称为尿道外括约肌，由意识控制（图8－21）。女性尿道粗而短，长约5 cm，起于尿道内口，经阴道前方，开口于阴道前庭。女性尿道在会阴穿过尿生殖膈时，有尿道阴道括约肌环绕。该肌为横纹肌，也受意志控制。

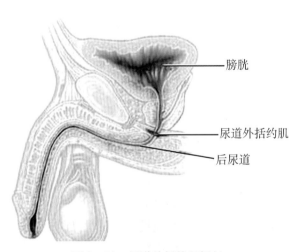

图8－21　尿道外括约肌解剖

三、尿道外括约肌的超声定位

以男性患者为例，取仰卧截石位（膀胱充盈情况下）。将高频超声探头横向置于会阴部、阴囊和肛门之间，通过会阴部扫查膀胱、前列腺、尿道外括约和尿道，仔细辨认前列腺和尿道外括约肌（图8－22）。位于前列腺尖部和后尿道之间的为尿道外括约肌，可见典型的肌纤维超声表现（图8－23）。

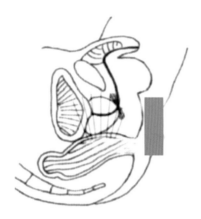

图8-22 尿道外括约肌超声定位

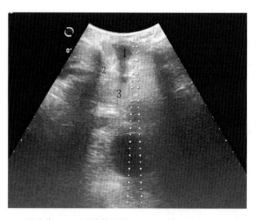

1：后尿道；2：尿道外括约肌；3：前列腺；4：膀胱。

图8-23 尿道外括约肌超声影像

四、超声引导下尿道外括约肌肉毒毒素靶点注射技术

以男性患者为例，取仰卧截石位（膀胱中度充盈情况下）。将高频超声探头横向置于会阴部、阴囊和肛门之间，通过会阴部扫查膀胱、前列腺、尿道外括约和尿道，仔细辨认前列腺和尿道外括约肌（图8-24）。位于前列腺尖部和后尿道之间的为尿道外括约肌，呈典型的肌纤维超声表现（图8-25）。常规消毒皮肤，以探头为中心，以尿道外括约肌的3点和9点位置为靶点。图8-25显示靶点周围血管、神经。选择合适进针路径，避免穿过后尿道。测定皮肤至尿道外括约肌靶点的距离，分别在探头的左、右进针；同时调整超声探头和进针方向，直到获得较好的针尖超声信号，待针至靶点并回抽无血后注入药液。

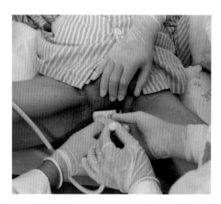

图8-24 超声引导尿道外括约肌注射

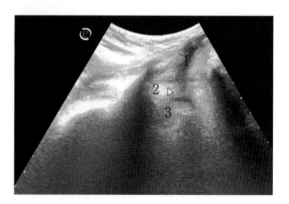

1：后尿道；2：尿道外括约肌；3：前列腺。

白色箭头示针尖及药物弥散。

图8-25 尿道外括约肌注射超声影像

五、注射剂量及注意事项

尿道外括约肌位于前列腺尖部和后尿道之间，超声表现呈典型的肌纤维结构。超声定位和注射时，采用仰卧截石位，在膀胱中度充盈情况下，根据前列腺位置和形态较容

易定位。以探头为中心，以尿道外括约肌的 3 点和 9 点位置为靶点，即分别在探头的左、右进针，共 2 个点。A 型肉毒毒素总剂量为 100 U/2.0 mL。

超声定位尿道外括约肌后，彩色多普勒显示靶点周围血管、神经。选择合适进针路径，进针路径应避开后尿道，避免损伤尿道而引起血尿等不良事件。

第五节　超声引导下手足徐动症肉毒毒素靶点注射技术

手足徐动症又被称为指划运动或易变性痉挛，特点为肢体远端游走性肌张力增高与减低动作，出现缓慢的如蚯蚓爬行的扭转样蠕动。与肌张力障碍类似，手足徐动症并非一个独立的疾病单元，而是手指、足趾、舌或身体其他部位相对缓慢的、无目的、连续不自主运动临床综合征。

一、临床表现

手足徐动性运动是手足不断做出缓慢的、弯弯曲曲的或蚯蚓爬行样的奇形怪状的强制运动，可成"佛手"样姿势。这些动作以四肢的远端较近端显著。下肢受累时，踇趾常自发地背屈，造成假性的巴宾斯基征。有时面部亦可受累，患者常弄眉挤眼，扮成各种鬼脸。咽喉肌和舌肌受累时，言语不清、构音困难，舌头时而伸出时而缩回，吞咽亦发生障碍。还可伴有扭转痉挛或痉挛性斜颈。这种不自主运动可在情绪紧张、精神受刺激时或做随意运动中加重，完全安静时减轻，入睡时停止。

二、相关解剖

对于手足徐动性运动，可参考本书第五章颈部、第六章上肢、第七章下肢的异常表现，确定肌张力异常增高的肌肉，从而进行注射治疗。

本节以 1 例足趾手足徐动症为例，患者的 5 个足趾有不断的、缓慢的、自发的屈曲动作。其异常表现见视频 8 - 1。

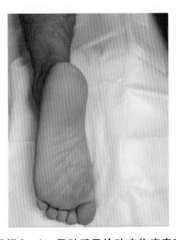

视频 8 - 1　足趾手足徐动症临床表现

根据该患者的临床表现，考虑为踇趾和4个足趾的异常屈曲，相关肌肉包括踇长屈肌、趾长屈肌、踇短屈肌和趾短屈肌。

三、超声定位

按本书第七章第六节的说明，对踇长屈肌、趾长屈肌、踇短屈肌和趾短屈肌进行超声定位。超声可清晰显示肌肉不自主运动。趾长屈肌不自主运动见视频 8 - 2。

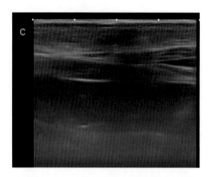

视频 8 - 2　趾长屈肌的不自主运动

四、超声引导足趾徐动症的注射技术

按本书第七章第六节超声引导趾屈曲注射技术的说明，对踇长屈肌、趾长屈肌、踇短屈肌和趾短屈肌进行超声引导注射。超声引导踇长屈肌注射见视频 8 - 3。

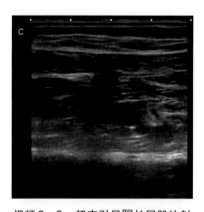

视频 8 - 3　超声引导踇长屈肌注射

五、注射剂量及注意事项

本例足趾手足徐动症患者注射总剂量为 300 U。具体如下：踇长屈肌 25 U、25 U、25 U，趾长屈肌 25 U、25 U、25 U，踇短屈肌 30 U、30 U，趾短屈肌 30 U、30 U，足底方肌 30 U。注射后 7 天，患者足趾的不自主运动明显改善（视频 8 - 4）。注射前、后可根据患者具体病情加氯硝安定、硫必利、阿米替林、氟哌噻吨美利曲辛片等以辅助。

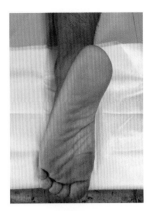

视频 8-4　足趾手足徐动症患者注射后第 7 天

第六节　超声引导下偏头痛肉毒毒素靶点注射技术

偏头痛是临床最常见的原发性头痛类型，其患病率亚洲报道为 0.6% ~ 1.7%。

一、临床表现

偏头痛以发作性中重度、搏动样头痛为主要表现，头痛多为偏侧，一般持续 4 ~ 72 h，可伴有恶心、呕吐，光、声刺激或日常活动均可加重头痛，安静环境、休息可缓解头痛。偏头痛是一种常见的慢性神经血管性疾患，多起病于儿童和青春期，在中青年期达到发病高峰。女性患者多见，男女患者比例为 1:3 ~ 1:2，人群中患病率为 5% ~ 10%，常有遗传背景。

A 型肉毒毒素注射治疗偏头痛是 A 级证据，也是 2010 年唯一分别被英国和美国 FDA 批准用于慢性偏头痛的药物。治疗还包括教育、生活方式调整、行为治疗、药物治疗和预期管理等。

二、相关解剖

肉毒毒素注射治疗偏头痛的注射位点包括固定位点、疼痛位点、固定和疼痛位点联合注射。

（1）常用固定位点见表 8-2。

表 8-2　肉毒毒素注射治疗偏头痛的常用固定位点（每点 5 U）

序号	肌肉	注射点数/个	总剂量/U
1	皱眉肌	2	10
2	降眉肌	1	5
3	额肌	4	20
4	颞肌	8	40

续表 8 - 2

序号	肌肉	注射点数/个	总剂量/U
5	枕肌	6	30
6	颈部椎旁肌	4	20
7	斜方肌	6	30
总计	—	31	155

（2）其他疼痛参考注射位点：颞部、额部、枕部、顶部、眼眶部和咬肌部。每侧 1～2 个位点，每点 5 U。

三、偏头痛的肉毒毒素注射技术

与偏头痛相关的肌肉均较表浅，可采用徒手注射。

（1）常用固定位点见图 8 - 26。

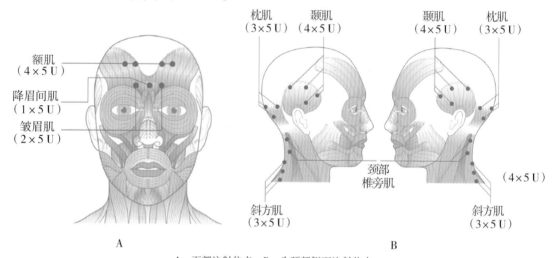

A：面部注射位点；B：头颈部侧面注射位点。

图 8 - 26　A 型肉毒毒素治疗慢性偏头痛的常见注射位点

（2）其他疼痛参考注射位点，见图 8 - 27。

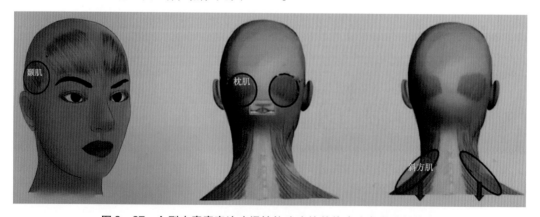

图 8 - 27　A 型肉毒毒素治疗慢性偏头痛的其他疼痛参考注射位点

四、注射剂量与注意事项

总注射剂量为 50 ~ 200 U。FDA 批准的剂量为 155 U，而英国批准的剂量为 155 ~ 195 U。注射后偏头痛缓解者，须 3 ~ 6 个月重复注射治疗。

总体来说，治疗的副作用少且轻微，常见的包括上睑下垂和抬头无力。注射皱眉肌时避免注射点过低和过深；注射斜方肌、枕肌和颈部椎旁肌时，应注意控制剂量。

第七节　超声引导下脑卒中后肩痛肉毒毒素靶点注射技术

肩痛是脑卒中后常见的并发症之一，发生率报道不一，为 16% ~ 84%。经标准化治疗后，大部分肩痛患者可于 6 个月后得到缓解，但仍约有 20% 的肩痛患者常规治疗无效，这被称为卒中后难治性肩痛。A 型肉毒毒素可用于难治性卒中后肩痛的治疗，作为常规治疗方法无效的二线药物选择，尤其是同时伴有上肢痉挛状态的患者。其镇痛作用机制除了通过缓解痉挛状态来改善痉挛状态相关疼痛的间接途径，还包括抑制神经肽类物质释放等多条直接镇痛途径。

一、临床表现

近年来研究发现，痉挛状态是脑卒中后肩痛，尤其是脑卒中后慢性肩痛的主要原因。多项针对脑卒中后肩痛的临床随机对照研究结果显示，肩胛下肌肉毒毒素注射治疗对疼痛的缓解及肩关节外展活动度的改善均较对照组（类固醇注射或安慰剂注射）的显著，尤其是对于伴有痉挛状态的常规治疗效果欠佳的慢性肩痛患者。

二、相关解剖

不同部位的肉毒毒素注射也可能对肩痛结局产生影响。引起脑卒中后肩痛的痉挛肌包括肩内收肌、肩内旋肌及肘屈肌，其中，内旋肌痉挛状态是引起外旋受限的主要因素，而外旋受限主要与肩胛下肌痉挛状态相关，胸大肌的作用次之，胸大肌与肩内旋及内收均相关。另外，背阔肌及大圆肌也参与肩关节的内旋及内收。这些肌肉均可作为肉毒毒素注射治疗的靶点。目前，多项脑卒中后肩痛的临床随机对照研究结果显示，肩胛下肌肉毒毒素注射治疗对脑卒中后难治性肩痛患者疼痛和肩关节外展活动度均有明显改善。

三、肩胛下肌的超声定位及注射技术

相关内容详见第六章第一节。

四、注射剂量与注意事项

A 型肉毒毒素的总注射剂量为 50 ～ 80 U，用 1.0 ～ 1.5 mL 生理盐水稀释，分 2 个点注射。

第八节　超声引导下 Meige 综合征的肉毒毒素靶点注射技术

Meige 综合征又被称为特发性眼睑痉挛 – 口下颌肌张力障碍综合征，属于节段性肌张力障碍的一种，通常在 30 ～ 60 岁发病。本病女性多发，男女比例约为 1∶3。Meige 综合征按临床表现分为眼睑痉挛型、眼睑痉挛 – 口下颌肌张力障碍型、口下颌肌张力障碍型，其中，眼睑痉挛合并口下颌肌张力障碍被视为 Meige 综合征的完全型。

一、临床表现

双侧眼睑痉挛是本病较常见的首发症状。部分患者单眼起病，逐渐累及对侧，先出现眼睑刺激感、眼干、畏光和瞬目增多等症状，继而眼轮匝肌强直性或阵挛性收缩直至双眼完全闭合，不能完成视觉依赖的任务（如看电视、读报纸、走路等），见视频 8 – 5。部分患者从眼睑痉挛逐渐向下进展，以下面部和咀嚼肌受累最常见，表现为下颌开 – 合、噘嘴、下面部和口下颌节律性或震颤样运动。眼睑痉挛合并张口、噘嘴、下面部抽动者可能出现"怪相"。侵犯舌咽肌、喉肌和呼吸肌者，表现为阵发性舌肌痉挛、吞咽困难、痉挛性发声障碍和呼吸困难等症状。上、下肢亦可受累，可表现为姿势震颤、书写痉挛、手足抽动等。Meige 综合征伴情绪障碍也较常见，抑郁的发生率较高。

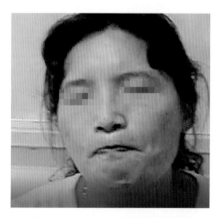

视频 8 – 5　Meige 综合征临床表现

二、相关解剖

与 Meige 综合征相关的痉挛肌肉包括额肌、皱眉肌、降眉肌、眼轮匝肌、提上唇鼻翼肌、颧肌、口轮匝肌、笑肌、降下唇肌、降口角肌、颏肌、颈阔肌等（图 8 – 28）。

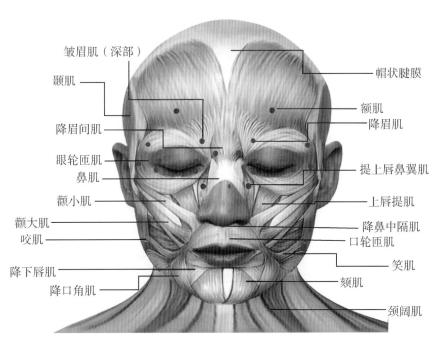

皱眉肌（深部）
颞肌
降眉间肌
眼轮匝肌
鼻肌
颧小肌
颧大肌
咬肌
降下唇肌
降口角肌

帽状腱膜
额肌
降眉肌
提上唇鼻翼肌
上唇提肌
降鼻中隔肌
口轮匝肌
笑肌
颏肌
颈阔肌

图 8 – 28　与 Meige 综合征相关肌肉的解剖（以眼睑痉挛型为例标注注射位点）

三、Meige 综合征的肉毒毒素靶点注射技术

循证医学研究结果表明，A 型肉毒毒素是眼睑痉挛治疗的一线选择。本节以常见的眼睑痉挛型为例。

按 100 U/2 mL 稀释 A 型肉毒毒素，以眼周肌肉注射为主，主要为眼轮匝肌、皱眉肌、降眉肌等，每点 2.5 ～ 4.0 U；下眼睑内眦注射位点可适量减至 1.5 U。

本节病例肉毒毒素注射位点见图 8 – 29。

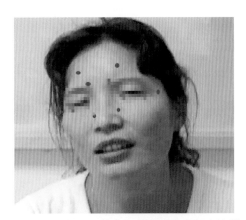

图 8 – 29　Meige 综合征的肉毒毒素靶点注射

四、注射剂量与注意事项

常用的注射总剂量为 40 ～ 70 U，可按患者情况增加口轮匝肌等注射位点。

避免直接注射在上睑中间，以免药物弥散到提上睑肌并引起上睑下垂。在下眼睑内眦注射时，可由内侧向外侧进针，同时注意避免太靠近泪囊和鼻泪管，以减少流泪（视频 8 –6）。

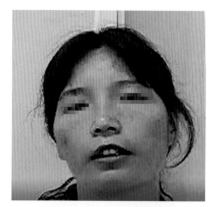

视频 8 –6　Meige 综合征患者注射后 2 周情况

第九节　超声引导下面肌痉挛的肉毒毒素靶点注射技术

面肌痉挛又被称为面肌抽搐，是一种周围性面神经疾病，常见病因是移行的动脉襻或静脉在面神经出脑处压迫面神经根，也可能是桥小脑角区的肿瘤、肉芽肿、血管畸形等病变压迫所致。发病机制可能是面神经的异位兴奋或伪突触传导。

一、临床表现

面肌痉挛临床表现为一侧面部不自主抽搐。抽搐呈阵发性且不规则，程度不等，可因疲倦、精神紧张及自主运动等而加重。起病多从眼轮匝肌开始，然后涉及整个面部。本病多在中年后发生，常见于女性（视频 8 –7）。

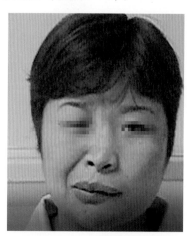

视频 8 –7　面肌痉挛临床表现

二、相关解剖

与面肌痉挛相关的肌肉包括枕额肌、眼轮匝肌、皱眉肌、降眉肌、颧肌、提上唇鼻翼肌、口轮匝肌、笑肌、颏肌、颈阔肌、耳旁肌（图8-30）。

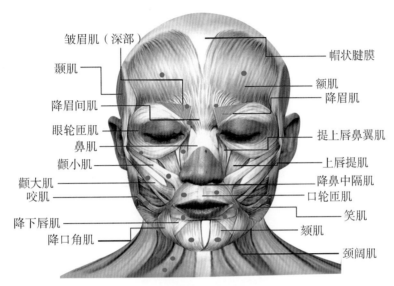

图8-30 与面肌痉挛相关肌肉的解剖

三、面肌痉挛的肉毒毒素注射技术

专家一般认为，A型肉毒毒素是一侧面肌痉挛治疗的一线选择。

按100 U/2 mL稀释A型肉毒毒素，注射点主要在眼轮匝肌、皱眉肌、降眉肌、口轮匝肌、提上唇鼻翼肌、颧肌等，每点2.5~4.0 U；下眼睑内眦注射位点可适量减至1.5 U。根据患者面部肌肉不自主抽搐情况，给予枕额肌、笑肌、颏肌、颈阔肌、耳旁肌注射。为保证面部的对称，对侧的皱眉肌、降眉肌、口轮匝肌、提上唇鼻翼肌、笑肌、颏肌等可相应接受半剂量注射。

本节病例肉毒毒素注射位点见图8-31。

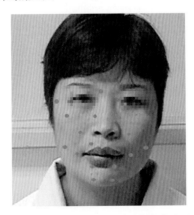

图8-31 面肌痉挛的A型肉毒毒素注射

四、注射剂量与注意事项

常用的注射总剂量为 50 ～ 80 U，可按患者情况增加枕额肌、笑肌、颏肌、颈阔肌等注射位点。患侧每点的注射剂量为 2.5 ～ 4.0 U；为保证面部的对称，可相应给予健侧的皱眉肌、降眉肌、口轮匝肌、提上唇鼻翼肌、笑肌、颏肌等半剂量注射，健侧每点的注射剂量为 1.5 ～ 2.0 U。

避免直接注射在上睑中间，以免药物弥散到提上睑肌并引起上睑下垂。在下眼睑内眦注射时，可由内侧向外侧进针，可适量减至 1.5 U，同时注意避免太靠近泪囊和鼻泪管，以减少流泪发生。

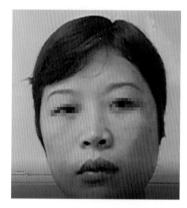

视频 8-8 面肌痉挛注射后 2 周情况

第十节 超声引导下颈痛、腰痛肉毒毒素靶点注射技术

A 型肉毒毒素不仅通过抑制乙酰胆碱的释放来缓解肌肉痉挛，还可能通过抑制某些与疼痛相关的神经递质的释放来缓解疼痛。研究结果显示，肌筋膜激痛点（myofascial trigger points，MTrP）的致痛机制可能是与局部过量的乙酰胆碱释放，导致伤害感受器敏化相关。尽管已有不少的研究者对肉毒毒素注射治疗肌筋膜疼痛综合征（myofascial pain syndrome，MPS）进行探讨和分析，但这些临床研究的入选标准、诊断、疼痛严重程度、观察评估指标、注射肌肉和剂量、引导注射方法等均存在差异，结果和结论也并不一致。部分研究结果提示，A 型肉毒毒素注射与激素或安慰剂比较，压力疼痛阈值、疼痛评分和功能障碍指数等无显著性差异。但肉毒毒素的注射费用较高，因此，目前没有足够证据支持肉毒毒素注射用于颈痛和腰痛的治疗。相关的临床研究结果提示，A 型肉毒毒素注射可用于经常规保守治疗和激素局部注射治疗效果不佳的梨状肌综合征。

近年来，一些临床研究结果提示，超声引导髂腰肌肉毒毒素注射能改善帕金森综合征患者在站立和步行时的躯干前屈的异常姿势；另有研究报道，超声引导腰大肌、腰方肌肉毒毒素同侧注射可改善帕金森综合征患者的躯干侧向屈曲旋转的异常姿势。超声引导髂腰肌或腰大肌肉毒毒素注射可改善脑瘫患儿的局部肌肉肌张力障碍。超声联合肌电图以引导腰大肌肉毒毒素注射可改善青少年脊柱侧弯。

本节就超声引导梨状肌综合征的肉毒毒素注射技术进行介绍。

一、临床表现

梨状肌综合征是指梨状肌急慢性损伤、痉挛等压迫坐骨神经而引起的一侧臀腿疼痛为主的病症。主要临床表现为疼痛，以臀部为主，并可向下肢放射，严重时不能行走或行走一段距离后疼痛剧烈，需要休息片刻后才能继续行走。患者可感觉疼痛位置较深，疼痛可向同侧下肢的后面或后外侧放射，有的还会伴有小腿外侧麻木、会阴部不适等。严重时臀部呈现"刀割样"或"灼烧样"的疼痛。

查体发现，患侧臀部压痛明显，以梨状肌部位为甚，可触及弥漫性钝厚、成条索状或局部变硬的梨状肌束等。直腿抬高试验在60°前即出现疼痛，且梨状肌紧张试验阳性。

二、相关解剖

梨状肌起于第2—第4骶椎前面，分布于小骨盆的内面，经坐骨大孔入臀部，止于股骨大转子后面。梨状肌将坐骨大孔分成梨状肌上孔与梨状肌下孔。坐骨神经发自骶丛，是全身最大的神经，由梨状肌下孔出盆至臀部；向下行于上孖肌、闭孔内肌、下孖肌、股方肌和臀大肌之间，然后到大腿后方支配大腿后侧及膝以下的运动和感觉（图8-32）。

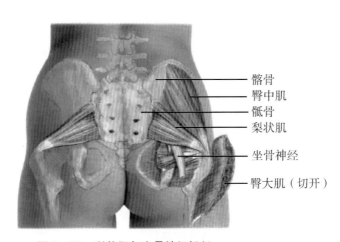

图8-32 梨状肌与坐骨神经解剖

坐骨神经与梨状肌的解剖关系为：①坐骨神经全部从梨状肌下缘穿出，此为正常类型，占71.7%；②坐骨神经干在未穿出骨盆前即分为两支，一支从梨状肌中间穿出，另一支从梨状肌下缘穿出，占19.3%；③坐骨神经一支从梨状肌上缘穿出，另一支从肌下缘穿出，占5.7%；④坐骨神经仍为一支，全部从梨状肌中间穿出，占3.3%。

因为梨状肌与坐骨神经在解剖上关系密切，所以臀部外伤出血、粘连、瘢痕形成、慢性劳损等容易使梨状肌变性、纤维挛缩等，这些均可使坐骨神经在梨状肌处受压，从而引起坐骨神经痛等。

三、梨状肌的超声定位

患者取俯卧位，通过触诊可确定髂后上棘、骶裂孔和股骨大转子，并用笔标记；在髂后上棘和骶裂孔间画一连线，该连线代表骶骨的外侧缘；在此连线的中点与股骨大转子间再画一连线；将低频超声探头横向置于此连线上（图8-33）。第1层为皮肤及皮下组织，第2层厚的肌肉为臀大肌，其深层为梨状肌。可嘱患者屈曲患侧膝关节及缓慢外旋、内旋髋关节来进一步确定梨状肌，可见其沿着臀大肌来回滑动。梨状肌深层稍高回声筛网状结构为坐骨神经。彩色多普勒显示阴部动脉位于坐骨神经内侧（图8-34）。

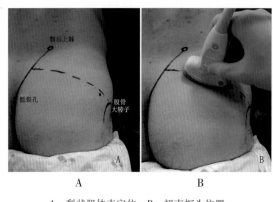

A：梨状肌体表定位；B：超声探头位置。

图8-33　梨状肌的超声定位

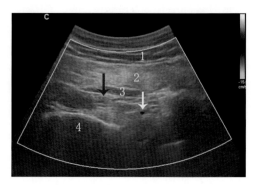

1：皮肤及皮下组织；2：臀大肌；3：梨状肌；
4：坐骨棘。红色箭头示坐骨神经；白色箭头
示阴部动脉。

图8-34　梨状肌超声影像

四、超声引导梨状肌肉毒毒素注射

患者取俯卧位，通过触诊确定髂后上棘、骶裂孔和股骨大转子，并用笔标记；在髂后上棘和骶裂孔间画一连线，该连线代表骶骨的外侧缘；在此连线的中点与股骨大转子间再画一连线；将低频超声探头横向置于此连线上。超声影像可清晰显示：第1层为皮肤及皮下组织，第2层厚的肌肉为臀大肌，其深层为梨状肌；可嘱患者屈曲患侧膝关节，以及缓慢外旋、内旋髋关节来进一步确定梨状肌，可见其沿着臀大肌来回滑动。梨状肌深层稍高回声筛网状结构为坐骨神经。彩色多普勒结果显示坐骨神经内侧的阴部动脉；根据靶点周围血管、神经选择合适进针路径，测定皮肤至梨状肌靶点距离；常规消毒，采用平面外成像技术进行注射，待针至靶点回抽无血后注入药液（图8-35和图8-36）。

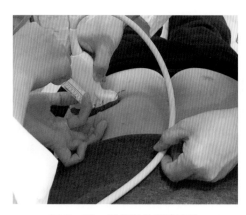

图 8 -35　梨状肌的超声定位

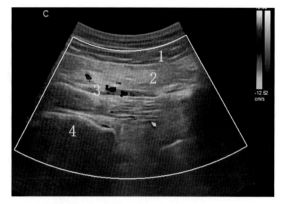

1：皮肤及皮下组织；2：臀大肌；3：梨状肌；
4：坐骨棘。彩色多普勒结果显示药物注入梨状肌。

图 8 -36　梨状肌超声影像

五、注射剂量与注意事项

参考文献推荐的注射剂量一般为 100 ～ 150 U/（2 ～ 4）mL，单点注射。

因梨状肌与坐骨神经解剖关系密切，故注射进针接近靶点时须缓慢，以降低损伤机会。拔针后，注意压迫局部。

（伍少玲　杨海云　马超）

主要参考文献

［1］马超，杨海云. 超声引导慢性疼痛注射技术［M］. 北京：人民卫生出版社，2016.

［2］马超，伍少玲. 软组织疼痛治疗与康复［M］. 2 版. 广州：广东科技出版社，2016.

［3］窦祖林，欧海宁. 痉挛肉毒毒素定位注射技术［M］. 北京：人民卫生出版社，2012.

［4］ODDERSON I R. 肉毒毒素注射指南［M］. 李铁山译. 北京：北京大学医学出版社，2009.

［5］胡兴越，孙燚，骆叶. 面部密码肉毒毒素注射手册［M］. 沈阳：辽宁科学技术出版社，2017.

［6］VIANA R, PEREIRA S, MEHTA S, et al. Evidence for therapeutic interventions for hemiplegic shoulder pain during the chronic stage of stroke：a review［J］. Top stroke rehabil, 2012, 19（5）：514 – 522.

［7］CLIMENT J M, KUAN T S, FENOLLOSA R, et al. Botulinum toxin for the treatment of myofascial pain syndromes involving the neck and back：a review from a clinical perspective［J/OL］. Evidence-based complementary and alternative medicine, 2013：381459.［2021 – 3 – 1］. https：//pubmed. ncbi. nlm. nih. gov/23533477/.

［8］SAFARPOUR Y, JABBARI B. Botulinum toxin treatment of pain syndromes：an evidence based review［J］. Toxicon, 2018, 147：120 – 128.

［9］SANTAMATO A, MICELLO M F, VALENO G, et al. Ultrasound-guided injection of botulinum toxin type A for piriformis muscle syndrome：a case report and review of the literature［J］. Toxins, 2015, 7（8）：3045 – 3056.

［10］TASSORELLI C, SANCES a, AVENALI M, et al. Botulinum toxin for chronic migraine：clinical trials and technical Aspects［J］. Toxins, 2018, 147：111 – 115.

［11］KELLY E A, KOSZEWSKI I, JARADEH S S. Botulinum toxin injection for the treatment of upper esophageal sphincter dysfunction［J］. Annals otology, rhinology and laryngology, 2013 , 122（2）：100 – 108.